Heilsames

Räuchern

Balsam für die Seele

Folgt gerne auch dem HEEL Verlag unter

www.instagram.com/heelverlag

www.facebook.com/heelverlag

www.youtube.com/heelverlag

@heelverlag

IMPRESSUM

HEEL Verlag GmbH
Gut Pottscheidt
53639 Königswinter
Tel.: 02223 9230-0
Fax: 02223 9230-13
E-Mail: info@heel-verlag.de
Internet: www.heel-verlag.de

Autor: Katja Peters
Projektleitung: Christine Birnbaum
Gestaltung: Sabine Vonderstein, Köln
Fotos: Katja Peters, mit Ausnahme von:
adobe.stock.com: Seite 86: © Dagmar Gärtner, Seite 108/109: © Robert Knapp, © k_samurkas, Seite 112: © sabyna75, Seite 122: © Nicolas St-Germain
Illustrationen: Blumen, Designed by Kjpargeter / Freepik; Watercolour, © chyworks/shutterstock
Seite 9: Minze Tacuinum sanitatis 1380-1399/ Österreichische Nationalbibliothek, Seite 8: Weinraute Tacuinum sanitatis 1380-1399/ Österreichische Nationalbibliothek, Seite 126: Dost Tacuinum sanitatis 1380-1399/ Österreichische Nationalbibliothek

Printed in Croatia
978-3-96664-374-0

Katja Peters

Heilsames Räuchern

Balsam für die Seele

HEEL

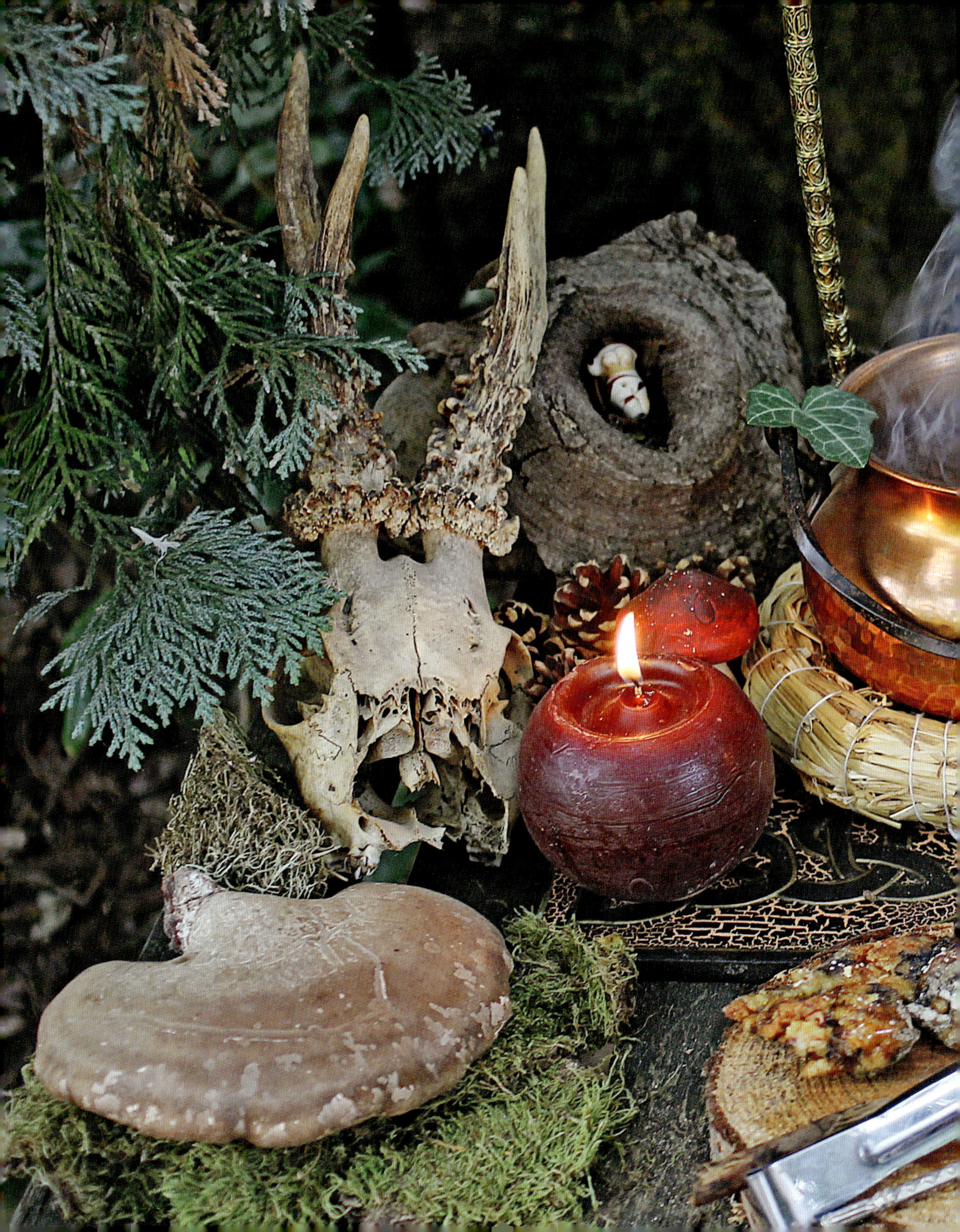

DANKSAGUNG

Ein herzliches Dankeschön an meinen Mann Heinz und meinen Sohn Pascal, die immer an mich geglaubt und mir diesen Weg freigehalten haben.

An meine Eltern, die mir das Interesse an unseren Vorfahren in die Wiege gelegt haben.

Sowie an meinen 7x-Urgroßvater Daniel Damien, der am Ende des 17. Jahrhunderts lebte und mich nächtelang bei meiner Ahnenforschung mental begleitete und mich dadurch neugierig machte zu erfahren, wie die Menschen in der Zeit gedacht, gefühlt und gelebt haben, gerade was die Natur betrifft.

INHALT

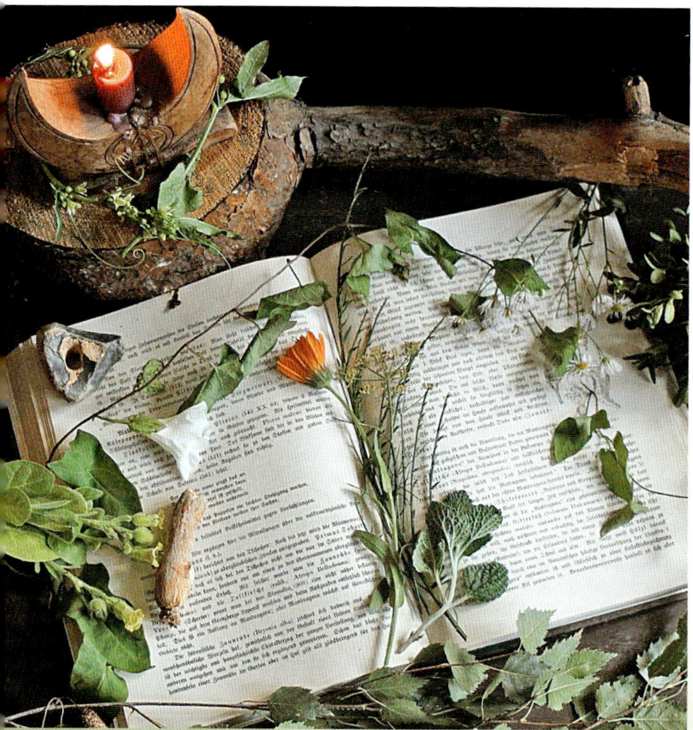

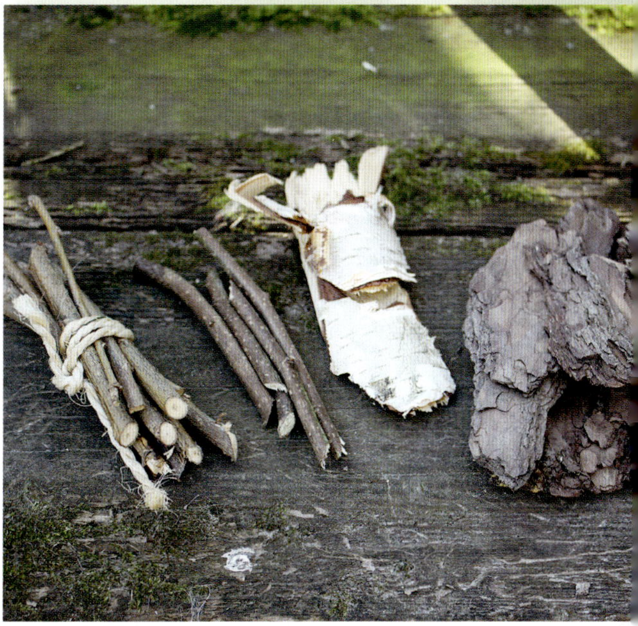

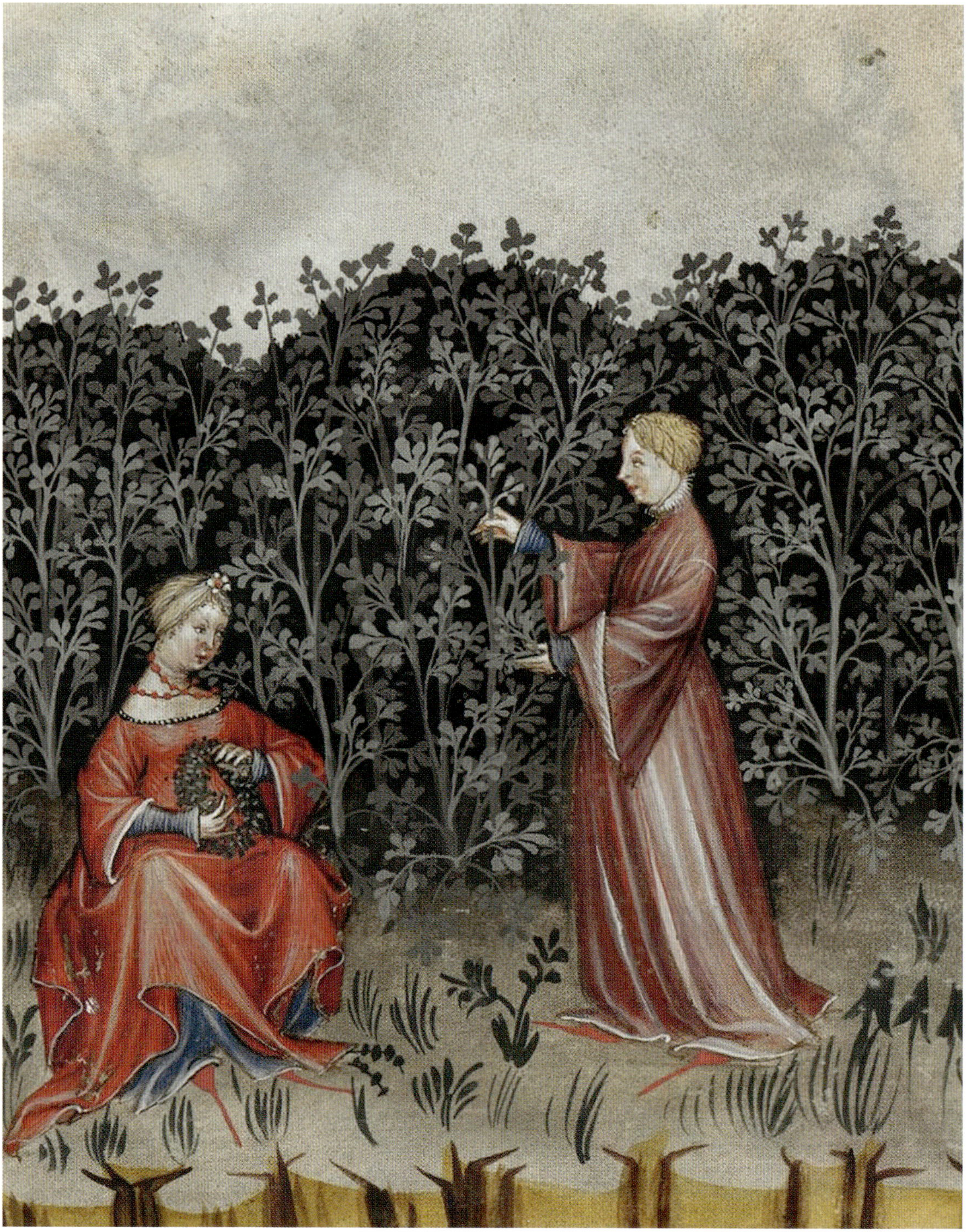

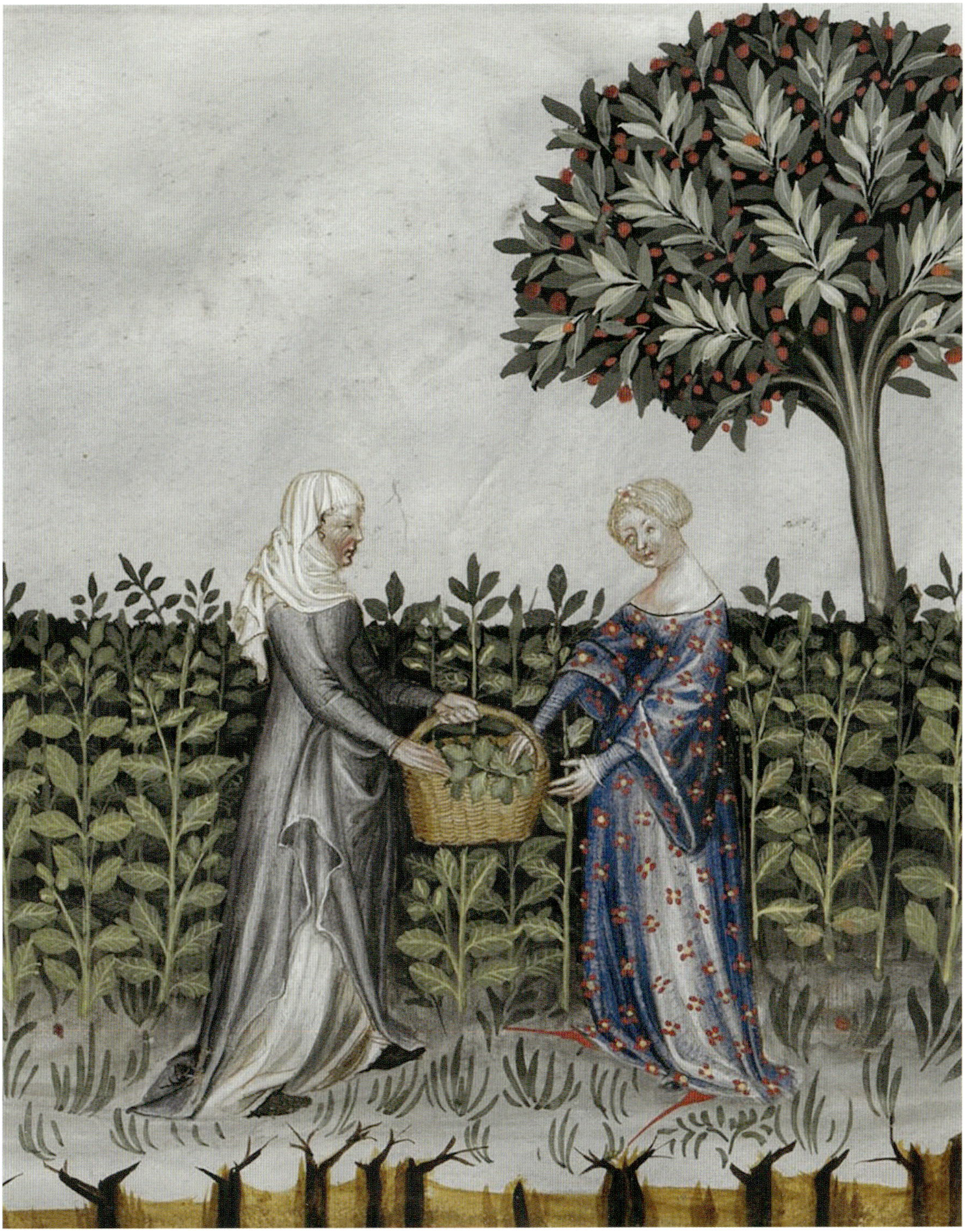

VORWORT

Das Räuchern mit Pflanzen übte schon immer eine Faszination auf uns Menschen aus. Gerade auf uns in der heutigen Zeit, die wir doch eigentlich rational leben und nichts mehr für den Volksglauben übrighaben. Für unsere Vorfahren war es üblich und völlig normal, Krankheiten, Unwetter oder irgendwelche Schäden von Haus und Hof mit einem Räucherwerk abzuwenden.

Ich habe dieses Buch geschrieben, um euch das Räuchern mit Kräutern, Harzen und Hölzern ein wenig näher zu bringen, weil ich durch meinen Blog gemerkt habe, wie viele Fragen es in diesem Bereich gibt. Daher versuche ich, wie immer, in kurzen und knappen Beschreibungen, das jeweilige Thema verständlich zu erklären.

Jede Räucherpflanze hat eine Botschaft an uns, die uns übermittelt wird, wenn wir mit dem Kraut räuchern. Denn auch die Räucherkunde hat sich weiterentwickelt nach dem Nerv der Zeit. Heutzutage ist es uns wichtig, um zur Ruhe zu kommen oder Konflikte mit Menschen zu lösen. Mit den Nöten und Ängsten unserer Vorfahren können wir uns heute nicht mehr identifizieren. Trotzdem hat unsere heutige Räucherkunde ihren Ursprung in der alten Räucherkunde.

Daher sollten wir sie niemals bei unseren Räucherungen außer Acht lassen, wir können in ihr viele Parallelen sehen.

Mich selbst inspiriert das 18. Jahrhundert sehr. Ab da kam die Aufklärung und der Volksglaube verschwand langsam aus der Bevölkerung. In der Stadt natürlich schneller als auf dem Land. Dort wurde noch viel geräuchert und an Geister, Dämonen und Hexen geglaubt. Diese drei „Gestalten" könnte man in heutiger Zeit mit Depressionen, Krankheiten und negativen Energien vergleichen.

Auf Weihrauch und fremdländische Kräuter, Hölzer und Harze verzichte ich hier in meinem Buch. Der Grund dafür ist, dass wir durch den Import der Vegetation ihren Ursprungsländern schaden, wie zum Beispiel den Weihrauchbäumen, die vom Aussterben bedroht sind.

Bitte beachtet auch, dass Räucherungen einen mentalen Weg gehen. Sie heilen keine Krankheiten und schon gar nicht krankheitsbedingte Depressionen. Mit einem Räucherwerk kommen wir zur Ruhe oder visualisieren in unserem Kopf unsere Probleme, die wir lösen wollen. Und nun wünsche ich euch reichlich Inspiration und Erfahrungen in der wundervollen Räucherkunde mit heimischen Räucherstoffen.

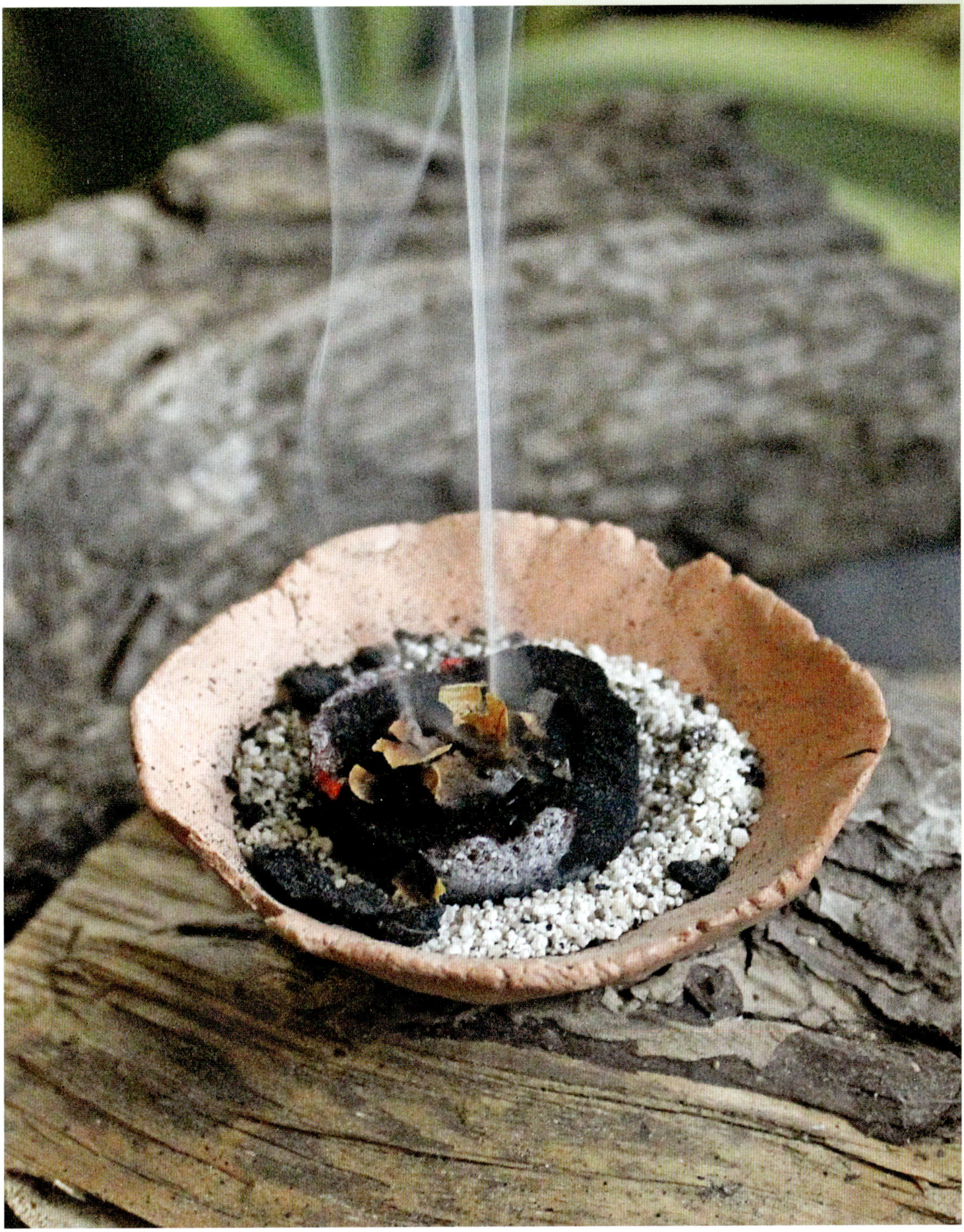

WARUM RÄUCHERN WIR?

Das Räuchern mit Pflanzen ist wohl so alt wie die Menschheit und hatte bei unseren Vorfahren einen hohen Stellenwert. Es wird vermutet, dass schon in der Steinzeit die Menschen mit wohlduftenden Hölzern und Beeren an der Feuerstelle in Berührung kamen. Da sie sich damals noch nicht erklären konnten, wie dieser schöne Duft entstand, schrieben sie ihm magische Kräfte zu und der Pflanzengeist wurde zum Leben erweckt.

Unsere Vorfahren räucherten, um Wetterkatastrophen oder Verfluchungen von Haus und Hof fernzuhalten. Sie glaubten an Hexen, Dämonen, Geister und den Bösen Blick, die ihnen Schlechtes wollten, wie zum Beispiel das Vieh verhexen oder den Tod ins Haus bringen.

Auch wurden in manchen Regionen mit Anis, Fenchel und Koriander die Taubenschläge ausgeräuchert, damit die Tauben blieben und nicht wegflogen. Hirten in der Wetterau räucherten ihre Schafe gegen Verhexung mit dem Wollgras. Das Räuchern diente auch dazu, Haus und Kleider mit lieblichem Duft zu durchziehen, Räume zu desinfizieren und vor Ansteckung todbringender Krankheiten aus- oder abzuräuchern. Dafür wurden sogar Kaffeebohnen geräuchert. Oder Propolis mit Harzen gegen Halsentzündungen.

Meist wurden dafür kleine, offene Pfannen oder auch spezielle Räucherpfannen verwendet. Aus der heutigen Zeit betrachtet, machte dies durchaus Sinn, weil unsere Vorfahren meist nur Pflanzen nahmen, die eine antibiotische oder desinfizierende Eigenschaft besitzen und natürlich Pflanzen, die in ihrem Sinne unheilabweisend waren, wie zum Beispiel die Weinraute. Dazu möchte ich euch zwei Beispiele aus dem ehemaligen Ostpreußen vorstellen.

Dort wütete 1709-1711 die Pest und entvölkerte das Land. Es wurde angeordnet, dass die Gemächer und Kleidung von den verstorbenen Menschen mit Bernstein, Weihrauch oder Myrrhe und Wacholderbeeren durchräuchert wurden.

(Quelle: Geschichte der Pest in Ostpreußen S.145 Wilhelm Sahm 1905)

Oder aus der Lebensgeschichte der Fanny Lewald. Sie ist 1811 in Königsberg geboren. Sie erzählt in ihrem Buch, wie man bei dem dort wütenden Hunger-Typhus (Fleckfieber) mit Essig und Nelken in einer Räucherpfanne die Räume ausräucherte, um sie zu desinfizieren, sozusagen um den Krankheitsdämon auszutreiben. Bei den Nelken denke ich, dass damit Gewürznelken gemeint waren. Sie wirken antibakteriell und verströmen einen starken Geruch, der nach damaligem Glauben üble Gerüche neutralisiert.

Heute wissen wir, dass durch das Räuchern vor allem unsere Sinne aktiviert werden. Wer kennt es nicht, dass man bestimmte Gerüche mit positiven oder negativen Gefühlen in Verbindung bringt. Gerüche, die wir positiv aufnehmen, beruhigen uns. Sie wirken wärmend und schützend auf Geist und Seele. Das macht ein gutes Räucherwerk aus.

Auch räuchern wir heutzutage, um in Einklang mit der Natur zu kommen, von der wir uns leider sehr entfernt haben oder um eben mentale Ruhe zu erlangen. Denn wir leben in einer stressigen und schnelllebigen Zeit und immer mehr Menschen wünschen sich innere Ruhe, die man durch ein solches Räucherwerk bekommen kann.

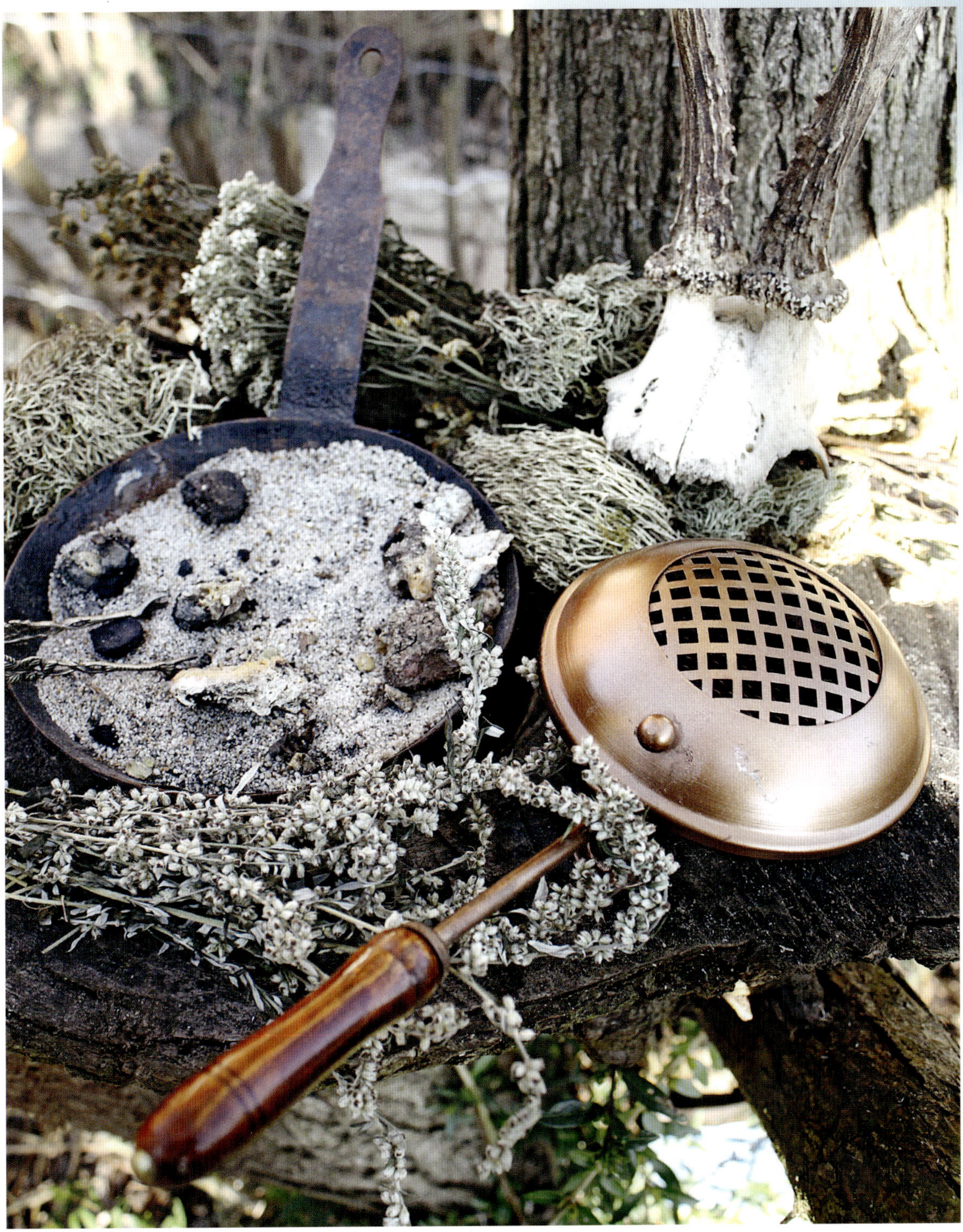

SAMMELN UND ZUBEREITEN DER RÄUCHERPFLANZEN

Das Sammeln der Pflanzen erfolgt meist vom Frühling bis in den Spätsommer hinein, wenn die Pflanzen in ihrer vollen Blüte stehen. Um der aussterbenden Pflanzen- und Insektenwelt gerecht zu werden, sollten wir unsere Räucherkräuter im eigenen Garten oder auf dem Balkon anpflanzen. Ich selbst handhabe es so, dass ich für die Insekten und für mich Räucherkräuter in meinem Naturgarten pflanze. So habe ich Kräuter und die Insekten auch. Wenn ihr die Möglichkeit nicht habt, so denkt an die Sammelregel 1:10.

Das heißt, wenn ihr ungefähr 10 Kräuter wild in der Natur vorfindet, nehmt ihr eine Pflanze davon mit nach Hause. Für unsere Räucherwerke über den Herbst bis zum nächsten Frühlingsbeginn brauchen wir auch nicht viele Kräuter, meist reicht eine Pflanze pro Kraut. Auf geschützte Kräuter müssen wir unbedingt achten, denn sie dürfen nur teilweise oder gar nicht gesammelt werden! Aus Respekt gegenüber der Natur sollten wir geschützte Kräuter nur selbst anpflanzen.

Auch die Kräuter, die an Straßen und Feldern wachsen, sollten nicht gesammelt werden, weil sie durch Abgase und Pestizide verunreinigt sind, was uns mehr schadet als nützt. Wer seine Räucherkräuter kaufen möchte, dem kann ich das Kräuterhaus Lindig in München empfehlen. Es existiert schon seit 1887 und hat für mich die beste Qualität an getrockneten Räucherstoffen.

Das Kräutersammeln sollte mit Achtung und Respekt gegenüber der Natur vorgenommen werden. Denn schließlich entnehmen wir etwas, das für sie sehr wichtig ist. Daher sollten wir immer etwas als Dank dort lassen, wo wir das Kraut ge-

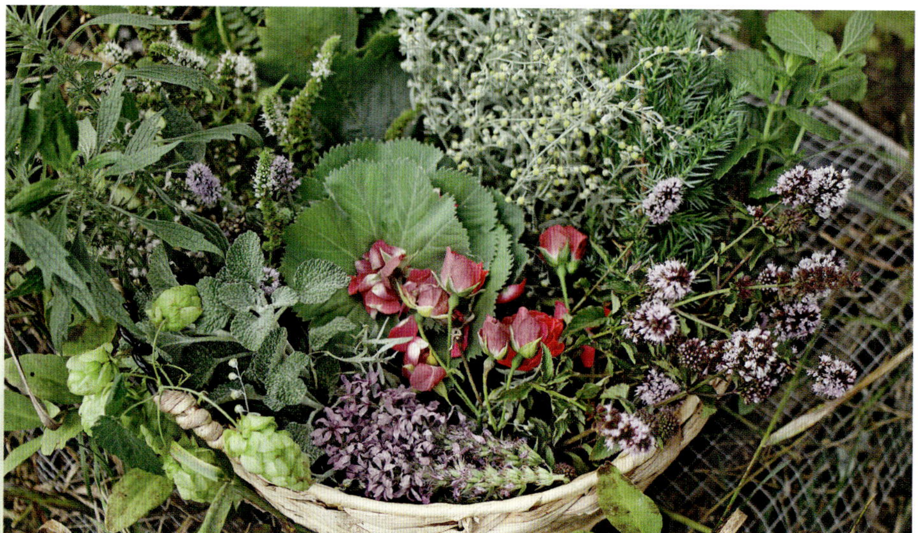

Verschiedene Kräuter im Korb

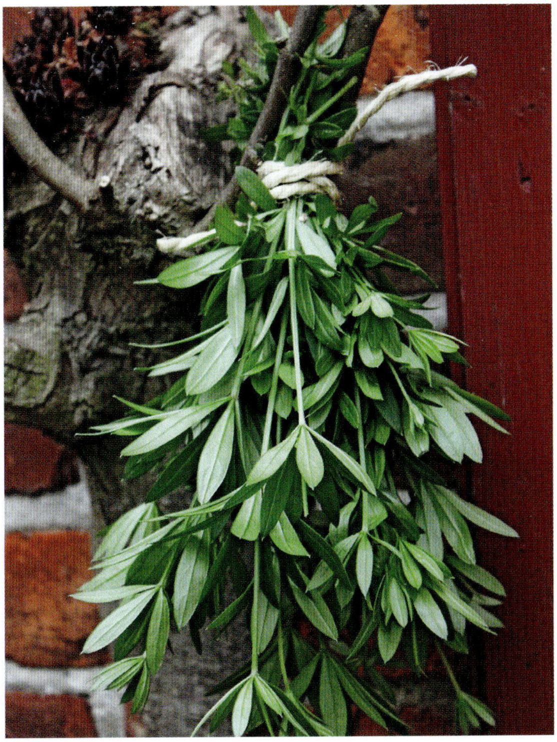

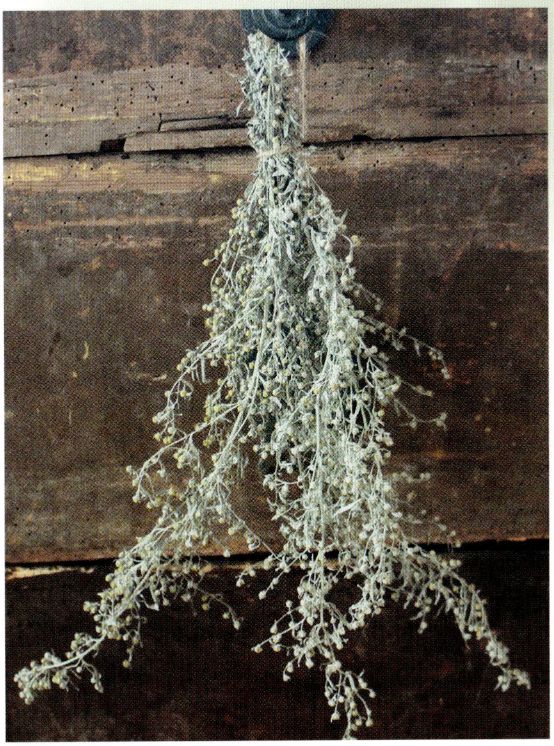

erntet haben. Ich nehme meist Haferflocken oder auch eigenen getrockneten Tabak, den ich in kleinen Mengen dort ablege, wo ich ernte. Wie man die Kräuter abschneidet, ist Ansichtssache, ob mit einem Messer, der Schere oder doch mit einem Keramikmesser. Man sagt, das Metall nicht gut für die Kräuter sei, es soll die Pflanze „stressen", wodurch sie an guten Eigenschaften verlieren würde, die wir natürlich für ein Räucherwerk benötigen.

Wenn ihr eure Kräuter selbst sammelt, solltet ihr sie in einem Korb, einer Papier- oder Stofftasche transportieren. Mit Plastikdosen oder -taschen würden die Kräuter schnell schlapp machen und auch matschig werden. Am allerbesten wäre es, wenn ihr die Kräuter in einem Bündel in der Hand nach Hause tragt.

Die meisten Räucherkräuter werden mittig abgeschnitten. Ihr solltet euch die kräftigste Pflanze aussuchen, also die, die reichlich Blüten und Blätter trägt. Diese Pflanze wird mittig abgeschnitten und vorsichtig in euren Korb gelegt. Dabei solltet ihr darauf achten, dass nichts unnötig abbricht. Wir müssen uns immer vor Augen halten, dass die Pflanze ein Lebewesen ist und ihr Dasein für uns opfert.

Wenn ihr eure Räucherkräuter selbst sammeln möchtet, so achtet bitte immer darauf, dass dies an trockenen Tagen geschieht, weil die Pflanzenteile sonst leicht anfangen zu schimmeln.

Wenn ihr nun eure Kräuter gesammelt habt, geht ihr vor wie mit den Heilkräutern. Langstielige Kräuter hängt ihr kopfüber luftig, aber nicht sonnig auf. Wenn sie bei der Trocknung zu viel Sonne bekommen, verblassen ihre Farben und sie werden stark brüchig. Dadurch verlieren sie auch ihre guten Eigenschaften, die wir schätzen und nutzen möchten. Sie können ruhig dunkler aufgehangen werden.

Wenn ihr gerade erst damit angefangen habt, Kräuter zu trocknen, solltet ihr euch genau aufschreiben, welche Pflanze ihr trocknet, damit ihr sie später noch erkennen könnt. Denn manchmal sehen sie sich im getrockneten Zustand sehr ähnlich. Ihr könnt auch kleine Namensschilder an die Pflanze hängen. Blätter oder kleinere Blüten lege ich auf unbehandelte Kartonagen, die ich mir extra dafür gekauft habe, oder auf Butterbrotpapier aus. Diese Papiere werfe ich danach nicht in den Müll, sondern nehme sie immer wieder, bis sie verschmutzt sind.

Die Pflanzenteile sollten sich nicht berühren oder aufeinander liegen, weil sie sonst anfangen zu schimmeln oder schwarzbraune Flecken entstehen können. Die Blüten und Blätter müssen öfter gewendet werden, damit sie nicht an der Unterlage haften bleiben.

Über die Pflanzenteile lege ich dann immer noch ein Leinentuch, dadurch bleiben sie frei von Staub und ihre Farbe bleibt erhalten. Gerade bei farbkräftigen Blüten wie der Kornblume mit ihrer blauen, kräftigen Blütenfarbe ist das ein Muss.

Getrocknete Blüten mit sehr kräftigen Blütenfarben müssen auch immer dunkel aufbewahrt werden, weil sie sonst verblassen.

Hölzer, Wurzeln und Rinde werden am besten auf Kartonagen getrocknet. Sie benötigen sehr lange, bis sie vollständig durchgetrocknet sind. Wenn ihr im Besitz eines Holzofens seid, könnt ihr die Räucherstoffe darauf trocknen. Das geht sehr schnell. Hölzer und Rinde bewahre ich in kleineren Jutesäcken auf. Sie sind gut für die Luftzirkulation, falls die Hölzer noch eine Restfeuchte beinhalten.

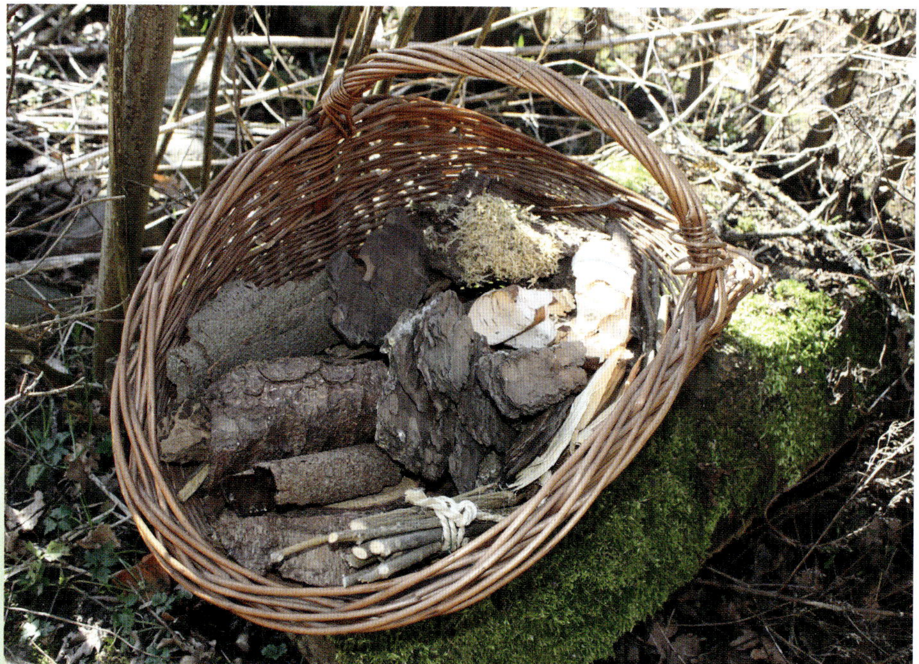

Verschiedene Räucherhölzer

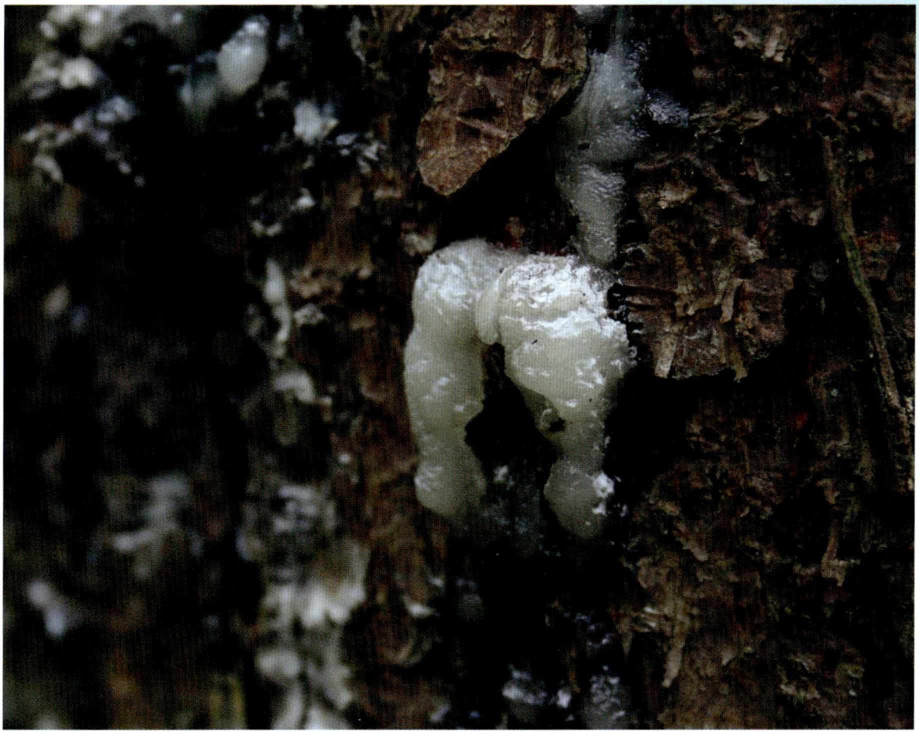

Fichtenharz

Bei den Baumharzen dauert die Trocknung sehr lange. Gutes Harz sollte 1 bis 2 Jahre gelegen haben. Denn erst dann verströmt es seinen richtigen Duft und zeigt seine Wirkung. Harze haben leider die Eigenschaft, alles mit einzuschließen, wenn sie die Nadelbäume herunterfließen. Dazu gehören Nadeln, Rinde und auch Insekten.

Denken wir nur an den Bernstein, der dafür bekannt ist, immer wieder kleine Fossilien von Insekten zum Vorschein zu bringen.

Daher sollten wir Harze reinigen, bevor wir sie zum Räuchern nehmen. Wenn Harze gesammelt werden, muss immer darauf geachtet werden, dass die Nadelbäume ihre Wunden mit dem Harz verschließen. Daher sollten wir kein Harz abkratzen, sondern nur dasjenige nehmen, das an der Wunde herunterläuft und ganz leicht von der Baumrinde abgenommen werden kann, ohne der Rinde weiteren Schaden zuzufügen.

Frisches Harz klebt sehr stark. Daher sollte es in einem Behälter mit Deckel transportiert werden, den ihr nicht mehr benötigt. Sauberes Harz trockne ich in Einweckgläsern. Ich gebe es einfach dort hinein und lege den Glasdeckel auf das Glas. Ab und an schüttele ich das Glas und wenn die Harzstücke nicht mehr am Glas kleben und sich lösen, nehme ich es heraus und breche alles in kleine Stücke, lege diese wieder in das Glas zurück und lasse es dann 1 bis 2 Jahre ruhen.

Nun sucht ihr euch kleine, schöne Behälter aus. Sie sollten aus Keramik, Glas oder Holz sein. Wenn der Platz fehlt, alle Behälter zu verstauen, können auch kleine Papiertüten genommen werden.

Gut getrocknete Kräuter müssen biegsam sein und „rascheln", wenn man sie berührt und sie müssen auch ihre Farbe behalten. Daran erkennt ihr, ob die Kräuter fertig getrocknet sind. Eure im Ganzen getrockneten Räucherpflanzen und Wurzeln werden nun zerkleinert. Ich zerkleinere immer die ganze Pflanze, also mit Blüten, Blättern und Stiel, denn auch dabei sollten wir mit Dankbarkeit herangehen, sodass kein Abfall entsteht. Und wenn doch etwas übrigbleibt, bringe ich es zurück in die Natur. Zum Zerkleinern nehme ich eine Keramikschere und schneide alles etwa so groß, wie man es von losen Kräutertees kennt, also nicht zu fein. Es sollte schön krümelig sein, sodass sich die getrockneten Pflanzenteile gut mit zwei Fingern portionieren lassen.

Einzelne Blüten und Blätter können auch im Ganzen in die Aufbewahrungsbehälter gefüllt werden. Wenn ihr sie für ein Räucherwerk benötigt, zupft oder zerbröselt ihr die Menge, die ihr für euer Räucherwerk benötigt, einfach ab.

Nun füllt ihr sie in eure Behälter und schreibt einen kleinen Zettel mit dem Namen der Pflanze. Ich lege den Zettel immer mit in den Behälter, dann entstehen keine Klebereste. Wenn ihr euch Räuchermischungen zubereiten möchtet, mischt ihr die ausgesuchten Räucherzutaten 2:1, wobei das Harz immer den kleinsten Teil ausmacht, weil es einen sehr starken Eigengeruch beim Räuchern hat und sonst die anderen Räucherzutaten damit überdecken würde. Das Harz kann auch weggelassen werden, dann werden aber die Zutaten 1:1 gemischt; also zu gleichen Teilen.

Hölzer brauchen nicht zerkleinert werden. Bei Bedarf wird etwas abgeschabt und dann zerkleinert. Blätter und Blüten wechsele ich alle 2 Jahre aus. Harze und Hölzer bewahre ich dauerhaft auf. Alles sollte dunkel gelagert werden, zum Beispiel in einem Schrank oder in einer dunklen Ecke im Zimmer. Das war es auch schon. Nun sind eure Kräuter für ein Räucherwerk bereit.

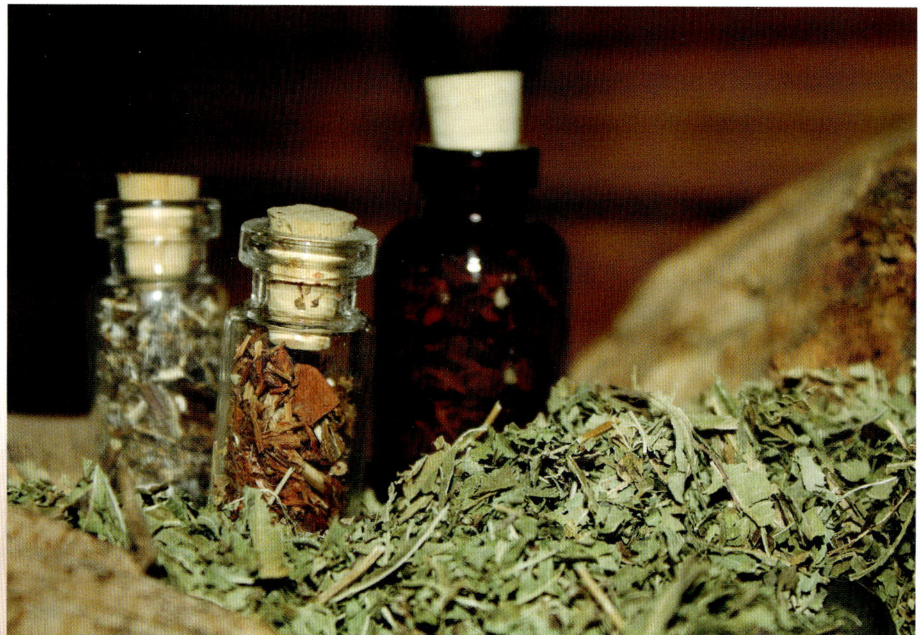

Glasgefäße mit getrockneten Kräutern

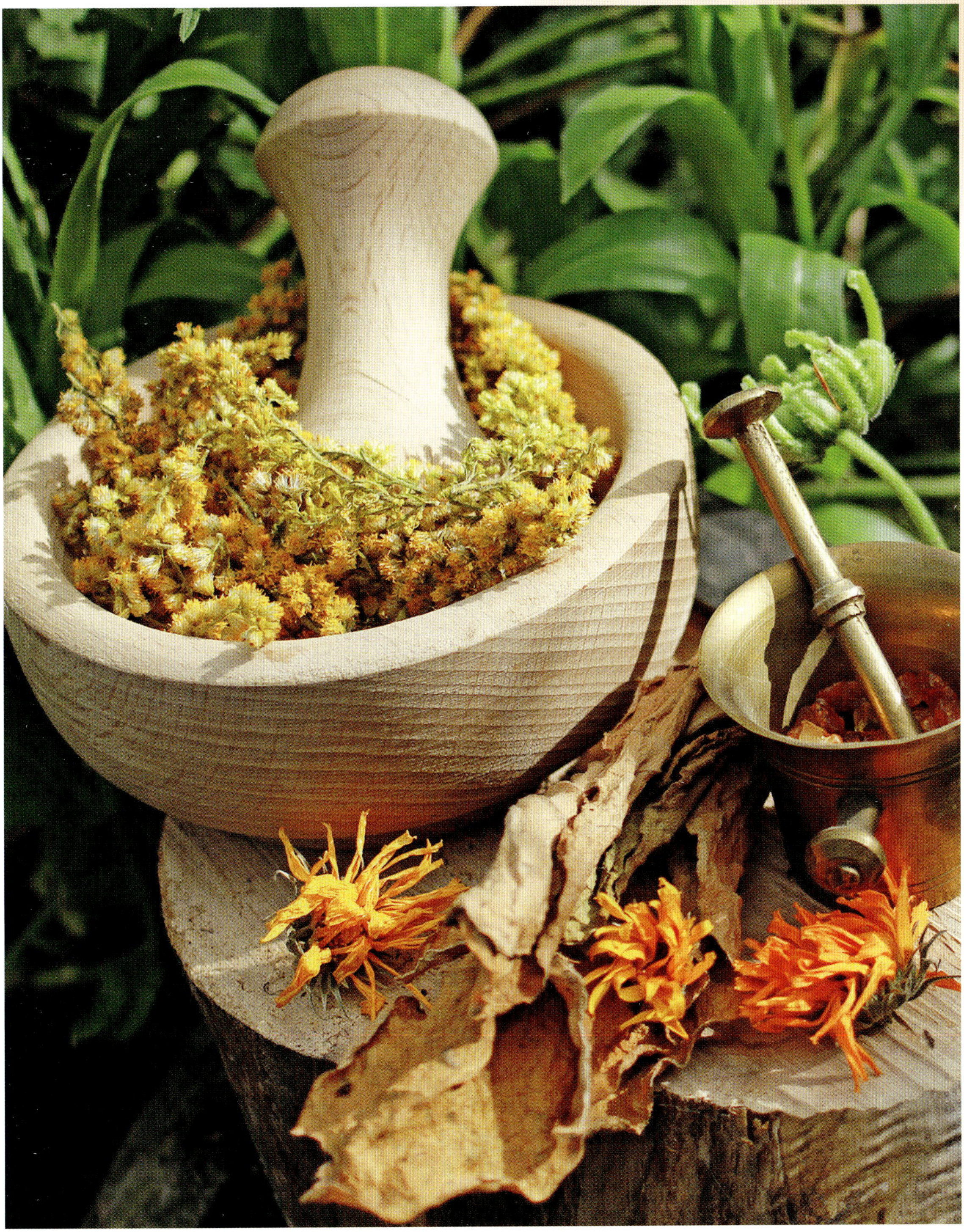

HARZE REINIGEN

Nadelbaumharze waren unseren Vorfahren sehr wichtig. Unser Fichtenharz heißt daher auch Waldweihrauch. Um Harze sauber zu bekommen, gibt es mittlerweile sehr viele Möglichkeiten. Es ist leider eine sehr unsaubere und klebrige Angelegenheit. Darum sollten die verwendeten Materialien alt oder extra für die Harzreinigung vorgesehen sein.

Benötigt werden ein Stein, ein Kochtopf oder eine leere und gereinigte Konservendose, ein Strumpf aus echter Wolle (ersatzweise feinmaschige Gaze), Schöpfkelle, Schnur, Handschuhe und eine Schüssel. Die Handschuhe sind ganz wichtig, weil das Harz sehr heiß werden und auf der Haut Verbrennungen erzeugen kann, wenn man unvorsichtig ist.

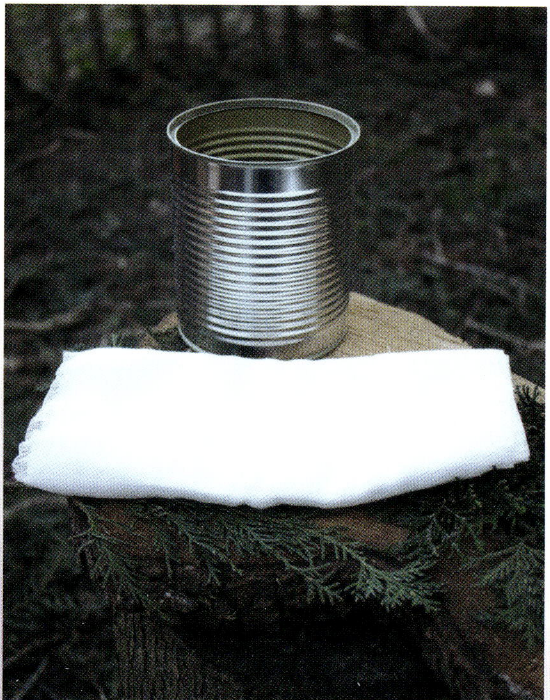

Die Konservendose wird benötigt, falls ihr euer Harz am Lagerfeuer reinigen möchtet. Drinnen am Herd nehmt ihr einen ausrangierten Kochtopf. Nun steckt ihr euer Baumharz in die Wollsocke und legt einen etwas größeren Stein mit in den Strumpf. Wenn ihr lieber die Gaze nehmen möchtet, müsst ihr darauf achten, dass sie sehr feinmaschig ist. Nun formt ihr sie zu einem kleinen Beutel und füllt euer Harz und den Stein hinein und bindet ihn zu. Jetzt füllt ihr den Kochtopf oder die Konservendose mit Wasser, bringt es zum Kochen und dreht die Hitze auf kleinste Stufe. Wenn es nun gekocht hat, gebt ihr euren Harzbeutel in die Schöpfkelle und legt ihn ins Wasser. Der Stein dient als Beschwerer, damit der Beutel unter Wasser bleibt. Nach einer Weile werdet ihr sehen, wie sich das Harz durch die Hitze des Wassers verflüssigt und durch die Socke oder Gaze gereinigt an die Wasseroberfläche kommt.

Jetzt füllt ihr die Schüssel mit kaltem Wasser und schöpft mit der Kelle heißes Wasser samt dem flüssigen Harz ab und gießt es in das kalte Wasser in die Schüssel. Das Harz erkaltet sofort und wird wieder fest. Wenn ihr es herausnehmt, könnt ihr euch Stäbchen, Kugeln und Stücke formen. Danach werden die Stücke zum Aushärten auf Backpapier ausgelegt. Hier gilt die gleiche Regel: Je länger ein Harz lagert, umso intensiver ist sein Geruch und seine gute Eigenschaft auf Körper und Geist.

Es wird nun ein paar Tage zum Aushärten offen liegengelassen und danach in Gläser gefüllt, wie ich schon im Kapitel „Sammeln und zubereiten" erklärt habe. Gereinigtes Fichtenharz nennt man auch Burgunderharz.

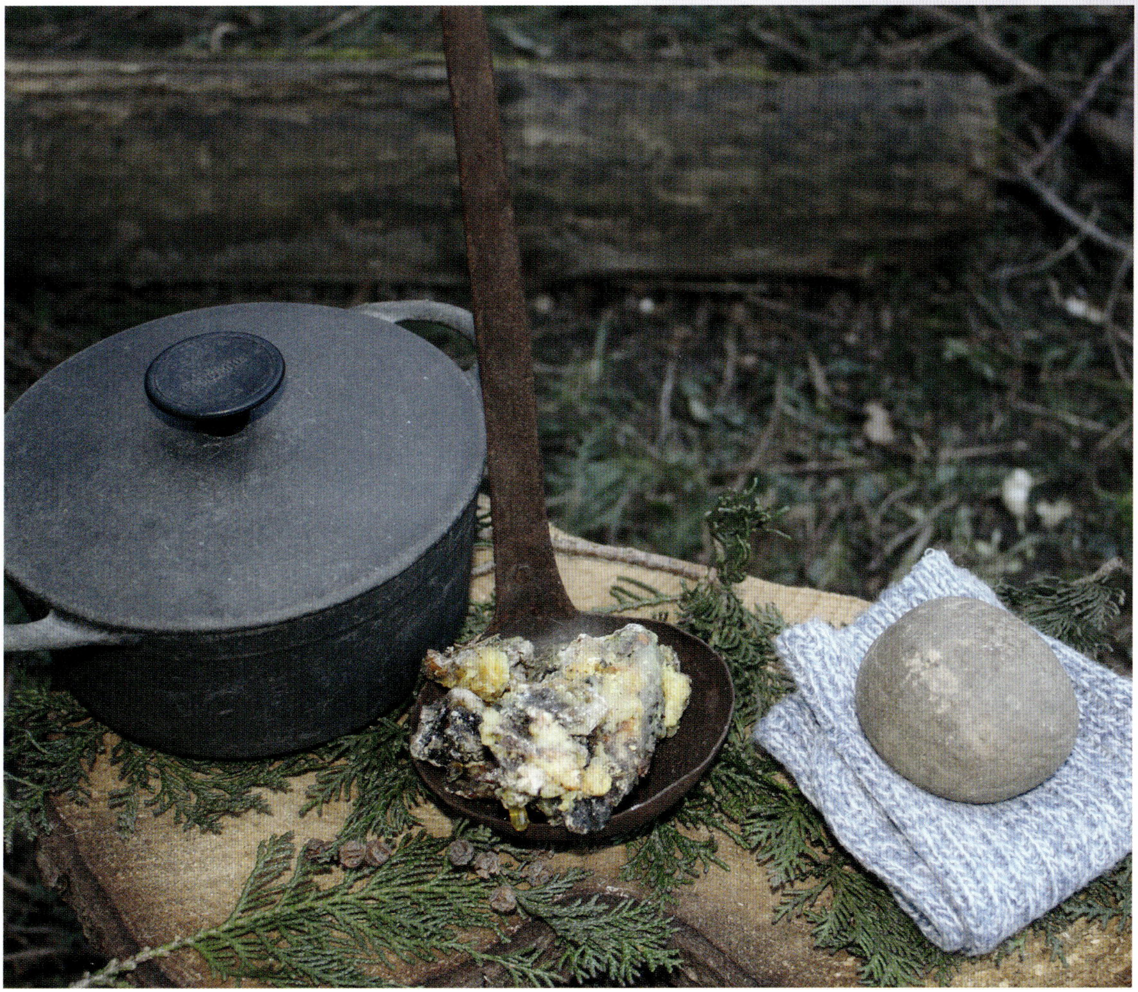

Beim Sammeln von Harz muss unbedingt darauf geachtet werden, dass es nicht wahllos an den Nadelbäumen entnommen wird. Der Nadelbaum benötigt es dringend für seinen Wundverschluss. Wenn wir es dort abnehmen würden, öffneten wir automatisch die Wunde des Baumes.

Vergleichen kann man das mit dem Schorf auf einer Wunde. Darum sollten wir nach umgestürtzten Bäumen Ausschau halten oder darauf achten, wo es direkt aus dem Harzverschluss heraustropft. Das können wir ohne schlechtes Gewissen abnehmen. Manchmal hat man auch Glück, dass sich das abgetropfte Harz direkt am Fuße des Nadelbaumes sammelt oder auf dem Waldboden am Stamm herum.

Ich habe mir extra für die Harzgewinnung eine Waldkiefer und Fichte in meinen Naturgarten geholt. Nadelbäume können auch in einem großen Kübel kultiviert werden, wenn der Platz im Garten nicht ausreichen sollte.

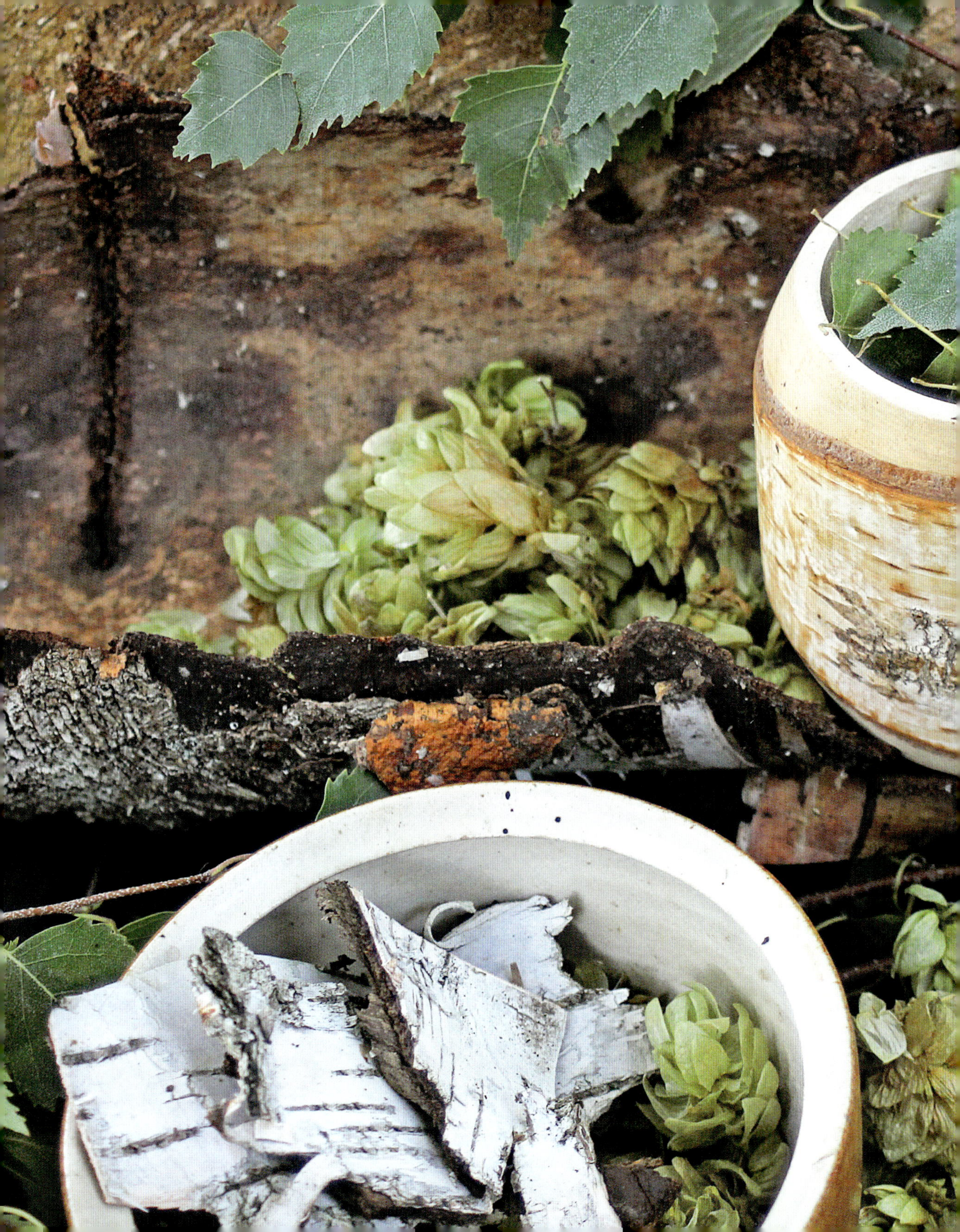

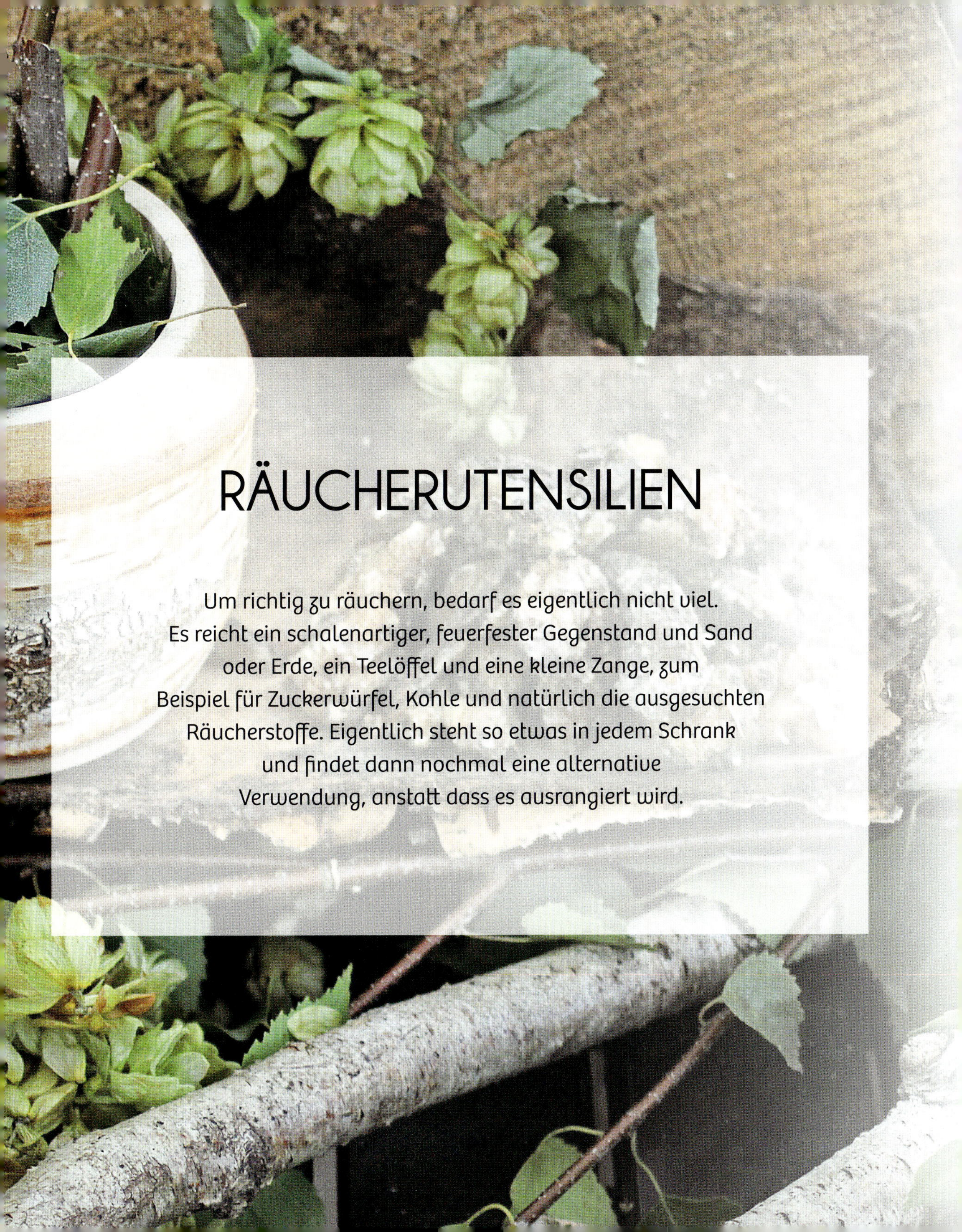

RÄUCHERUTENSILIEN

Um richtig zu räuchern, bedarf es eigentlich nicht viel. Es reicht ein schalenartiger, feuerfester Gegenstand und Sand oder Erde, ein Teelöffel und eine kleine Zange, zum Beispiel für Zuckerwürfel, Kohle und natürlich die ausgesuchten Räucherstoffe. Eigentlich steht so etwas in jedem Schrank und findet dann nochmal eine alternative Verwendung, anstatt dass es ausrangiert wird.

RÄUCHERGEFÄSSE

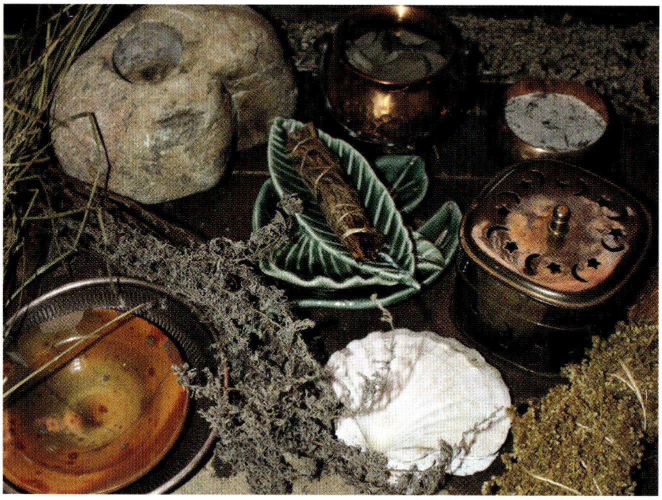

Bei mir sind es Muscheln, Feldsteine mit einer großen Vertiefung, kleine Tontöpfe und antike kleine Eisenpfannen, die ihre Verwendung als Räuchergefäß finden. Wenn ihr was Spezielles haben möchtet, solltet ihr im Internet schauen, dort wird Vieles aus diesem Bereich angeboten. Am sichersten und authentischsten sind Räucherpfannen mit Deckel. Sie gibt es in unterschiedlichen Größen und Designs.

RÄUCHERSAND

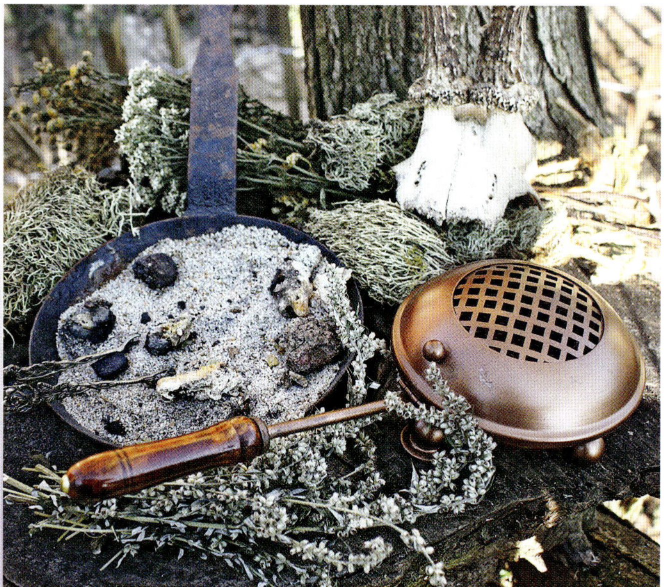

Viele nehmen Vogelsand, aber auch Erde aus der Natur. Sie sollte vor Gebrauch gut durchgesiebt und getrocknet werden.

ZANGEN UND LÖFFEL

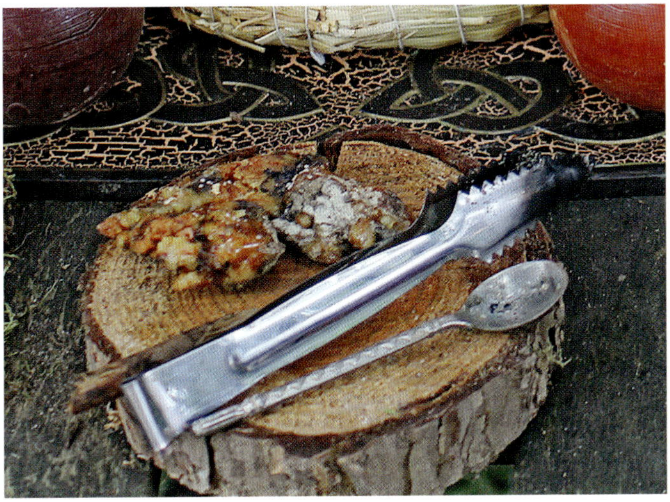

Es gibt richtig schöne Zangen für Zuckerwürfel und für losen Zucker Löffel, die meist etwas breiter sind. Die Zange ist dafür da, um eure Räucherkohle anzuzünden. Den Löffel nehme ich, wenn ich es löschen will, indem ich Erde darüberstreue.

RÄUCHERKOHLE

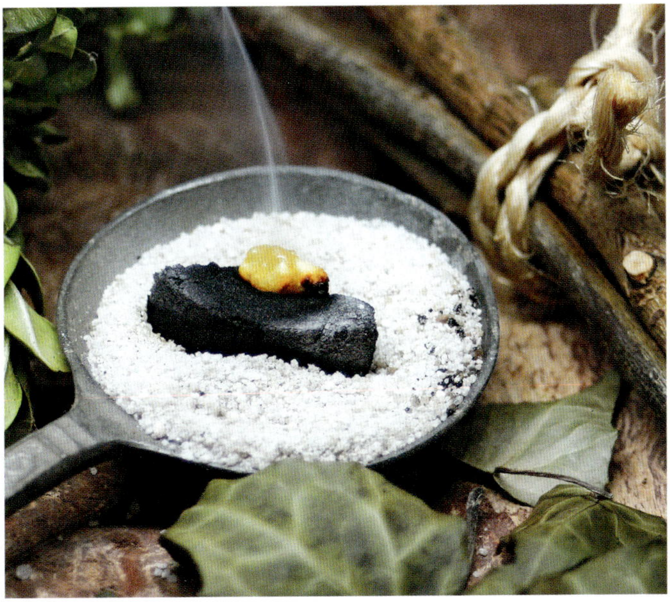

Wie auf Seite 26 beschrieben, kann man sich die Räucherkohle mit dem Zunderpilz selbermachen. Auch wenn ein Holzofen im Haus steht, kann unbehandelte Holzkohle daraus genommen werden. Es gibt auch Räucherkohlentabletten, die man lokal oder im Internet kaufen kann. Man weiß nur nie, wie sie hergestellt wurden, was natürlich wichtig für uns ist, da wir im Haus räuchern. So ein Räucherwerk für unsere Sinne sollte so natürlich wie möglich gestaltet werden.

NATÜRLICHE RÄUCHERKOHLE

Räucherkohle kann mit dem Zunderpilz hergestellt werden. Früher nahm man ihn verkehrt herum im Ganzen mit einer Zange, hielt ihn ein paar Minuten in das Ofenfeuer und wenn er anfing, etwas zu glühen, dann streute man auf die glatte Unterfläche, die nach oben zeigte, sein Räucherwerk, vorzugsweise Baumharze, wie von der Zirbe oder der Fichte. So räucherte man meist in den Alpenregionen die Räume in Winterzeiten aus.

Heutzutage werden Kohletabletten aus weiter Ferne importiert, und wir wissen nicht, wie die Produktion der Umwelt schadet und was in ihnen drinsteckt. Bei einer Räucherung sollten wir immer darauf achten, dass alle Räucherstoffe, nebst der Räucherkohle, frei von schädlichen Stoffen sind, weil wir diese bei einer Räucherung automatisch mit einatmen.

Der Zunderschwamm, ein heimischer Baumpilz, ist dafür bestens geeignet. Von ihm kommt der Spruch „es brennt wie Zunder". Dieser Pilz glüht sehr lange, ohne Funken zu versprühen. Im Mittelalter hat man ihn glühend transportiert, um Feuer auf der Reise zu haben.

Dafür wurde der Zunderschwamm speziell behandelt. Den Zunderschwamm findet man meistens an abgestorbenen Bäumen, wie der Buche oder der Birke. Er lässt sich leicht vom Holz abtrennen, außer bei älteren Exemplaren. Sie sitzen sehr fest am Holz, aber wenn ihr etwas mit dem Handballen unter den Pilz schlagt, lässt er sich abnehmen. Für unsere Räucherkohle sollten wir nur einwandfreie Zunderpilze suchen. Das kann man zunächst an der Unterseite erkennen.

Sie darf nicht durchlöchert sein oder irgendwelche Fraßspuren aufzeigen. In diesen Pilzen sitzen meist Insekten. Wir würden dann quasi ihr Haus mitnehmen und zerstören.

Auch auf kleine Löcher oben muss geschaut werden. Der Zunderschwamm muss rundherum einwandfrei aussehen. So ein Exemplar könnt ihr dann mit nach Hause nehmen. Ein Pilz reicht völlig aus.

Für unsere natürliche Räucherkohle müssen wir uns an das Innenleben dieses Pilzes heranwagen, an die sogenannte Trama. Heranwagen deshalb, weil er ein sehr harter Pilz ist und man mit der Säge leicht abrutschen kann. Daher sollte man mit Vorsicht arbeiten und am besten feste Handschuhe dabei tragen.

Der Pilz muss zunächst geteilt werden. Wenn man das bewerkstelligt hat, sieht man im Inneren eine braune bröckelige Substanz, die Trama, unter den Röhren und der Kruste. Diese Substanz ist der Zunder, unsere natürliche Räucherkohle.

Sie wird herausgetrennt und in Stücke zerteilt. Nun könnt ihr ein Stückchen Zunder mit einer kleinen Zange nehmen und anzünden. Am schnellsten und leichtesten geht es mit einer brennenden Kerze.

Nach einer Weile werdet ihr sehen, wie das Stück Zunder anfängt zu glühen. Es muss immer wieder angepustet werden, denn dadurch entfacht die Glut schneller.

Der glühende Zunder kann nun auf die Erde eures Räuchergefäßes gelegt und eure Räucherstoffe mit einem kleinen Löffel oder mit der Zange auf die Glut gelegt werden. Aufbewahrt werden kann der Zunder in kleinen Holzschachteln.

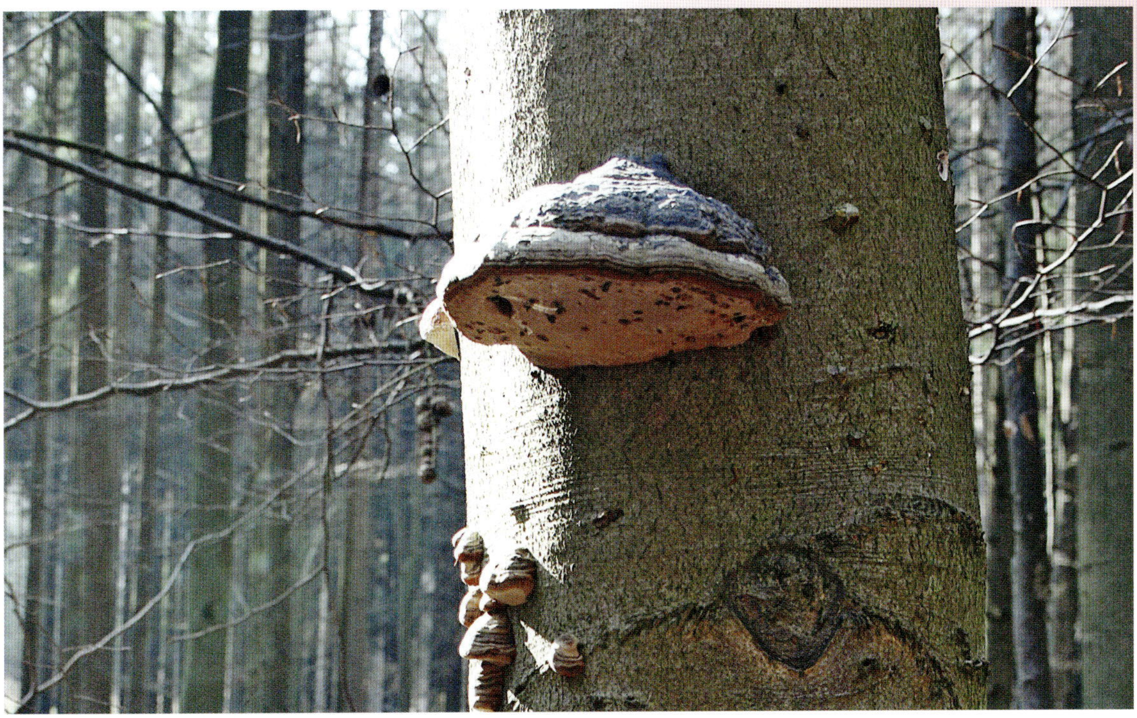

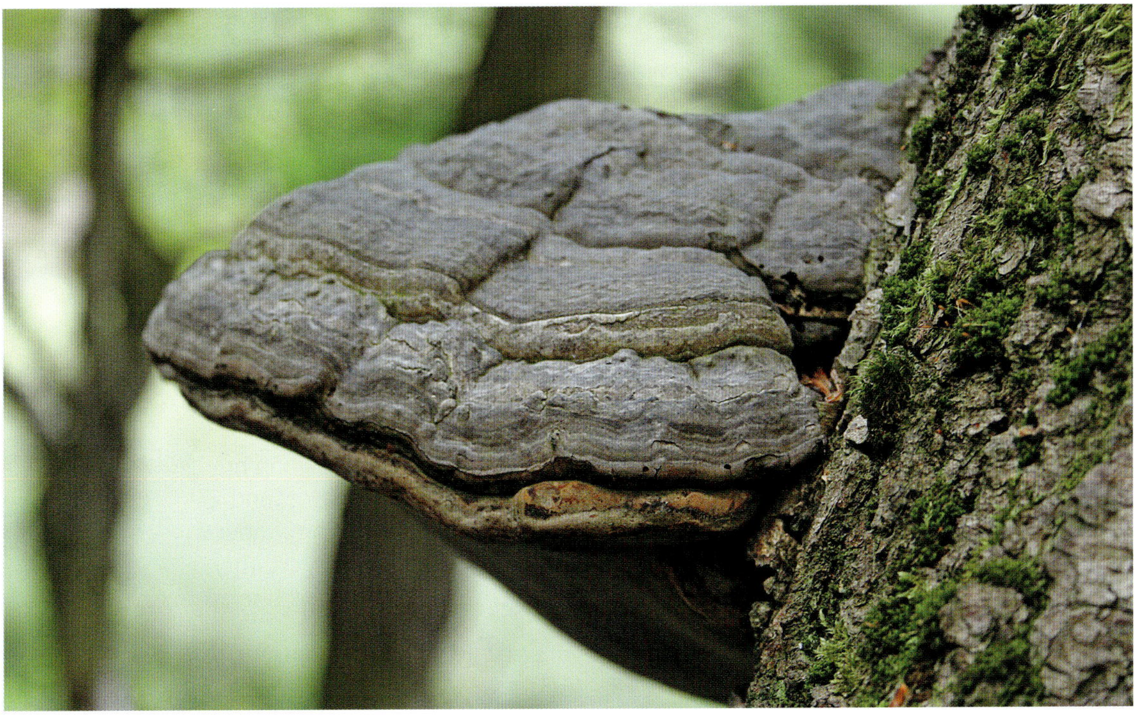

Zwei Beispiele für Zunderschwämme

WIE MAN RICHTIG RÄUCHERT

Heutzutage gibt es so viele Möglichkeiten zu räuchern, dass für jeden Geschmack etwas dabei ist. Ich selbst mag es eher rustikal, so wie man es in früheren Zeiten gemacht hat. Ein Gefäß, Kohle, Zange und mein Räuchergut. Beim Verräuchern von Pflanzenteilen geht es darum, den Pflanzengeist von seiner Materie zu lösen. Denn dieser spendet uns seine ureigene Pflanzenkraft.

Für ein Räuchern wie man es früher machte, braucht ihr eine feuerfeste kleine Schale, gereinigte Erde, Zunderpilz oder glühende Holzkohle, Zange, Teelöffel und euer Räucherwerk.

Die Erde füllt ihr in eure Schale und zündet die Holzkohle (oder den Zunderpilz) so lange an, bis sie glüht und setzt sie dann mittig auf die Erde. Sie muss gut durchgeglüht sein. Wenn ich keinen Zunderpilz zur Hand habe, nehme ich oft glühende Holzstücke aus dem Ofen. Nun könnt ihr mit eurem Räucherwerk beginnen. Fangt am besten mit einer Messerspitze voll an und probiert euch erstmal durch die verschiedenen Pflanzen. Manche Kräuter werden euch zusagen und manche werdet ihr meiden. Es hängt davon ab, wie wir es aufnehmen. Bei den Harzen lautet die Regel „weniger ist mehr".

Harz hat die Eigenschaft, sehr stark zu räuchern. Seine Rauchentwicklung ist sehr stark. Deshalb reicht es, ganz wenig auf die Glut zu legen.

Nun kann nach Bedarf wieder nachgelegt werden. Ob euer Fenster dabei geöffnet sein soll, hängt davon ab, wofür ihr die Räucherung macht. Wenn es um eine Hausreinigung geht, sollten mehrere Fenster geöffnet werden, damit der Rauch sich verziehen kann und alle alten Geschichten mit ins Freie nach draußen nimmt. Wenn es um euren Seelenfrieden geht, empfehle ich das Fenster geschlossen zu halten, damit man sich mit dem Rauch beschäftigen kann und er seine Wirkung auf Geist und Körper entfalten kann. Danach öffne ich die Fenster. Draußen in der Natur ist es natürlich ein ganz besonderes Erlebnis. Dadurch nähern wir uns Mutter Natur und werden offener, um uns mit ihr zu verbinden. Beim Räuchern geht es darum, sich Wünsche, Träume und auch Lösungen von Problemen im geistigen Auge zu visualisieren, um eine Antwort zu erhalten, aber auch einfach nur, um Ruhe und Ausgeglichenheit zu erlangen. Wir können natürlich ganze Zeremonien oder Rituale vollziehen. Am besten ist es, dafür in die Natur zu gehen, so dass wir uns erden können.

Wie ihr seht, ist es wirklich nicht schwer und jeder wird nach einiger Zeit seinen eigenen Stil beim Räuchern entwickeln.

Räucherpflanzen mit einer starken Eigenschaft haben meist einen sehr intensiven Duft.

Früher sagte man dem Kraut gewisse Fähigkeiten nach, je stärker sie dufteten. Man glaubte, dass der Duft und der Pflanzengeist Hilfe, Schutz und Sicherheit geben.

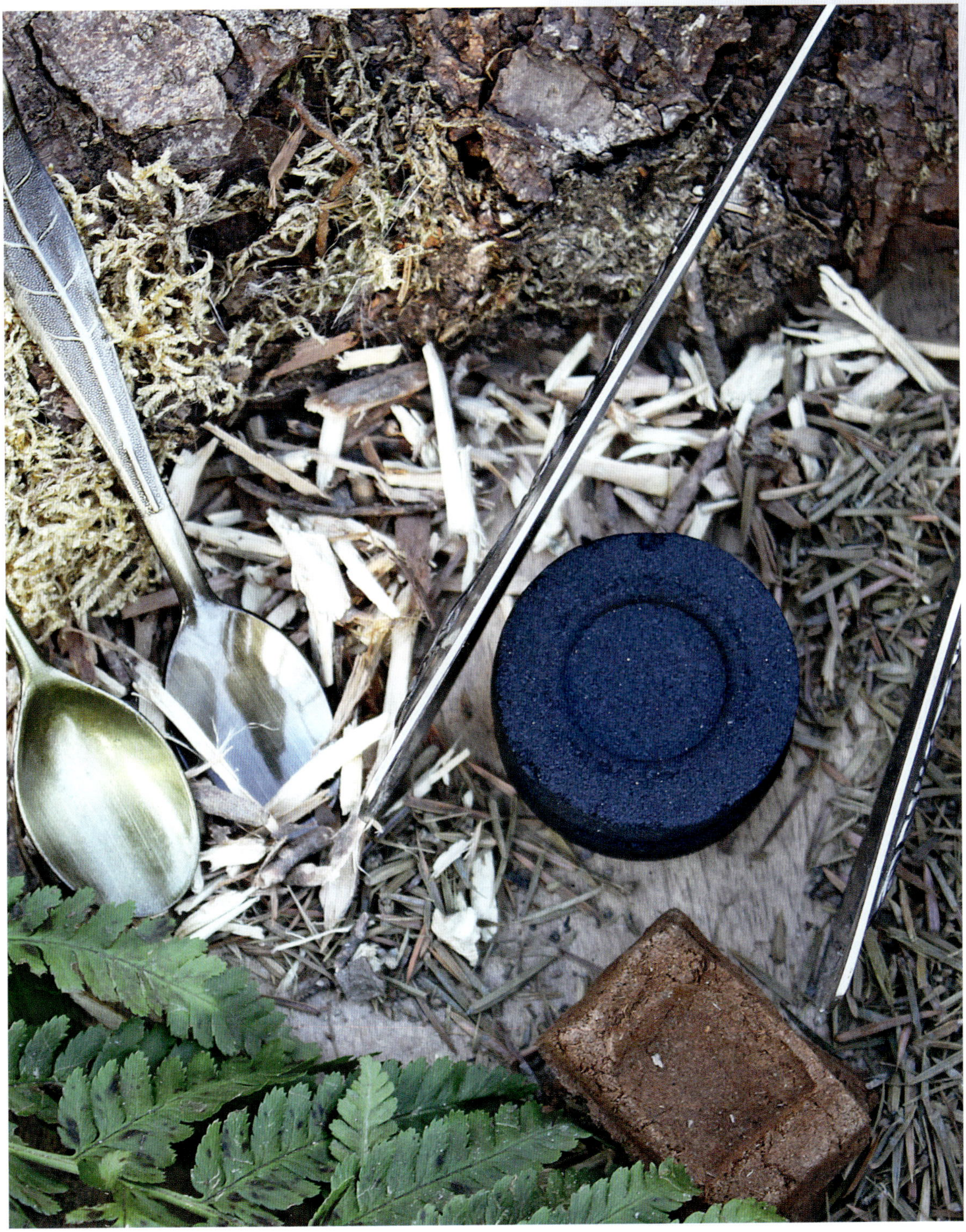

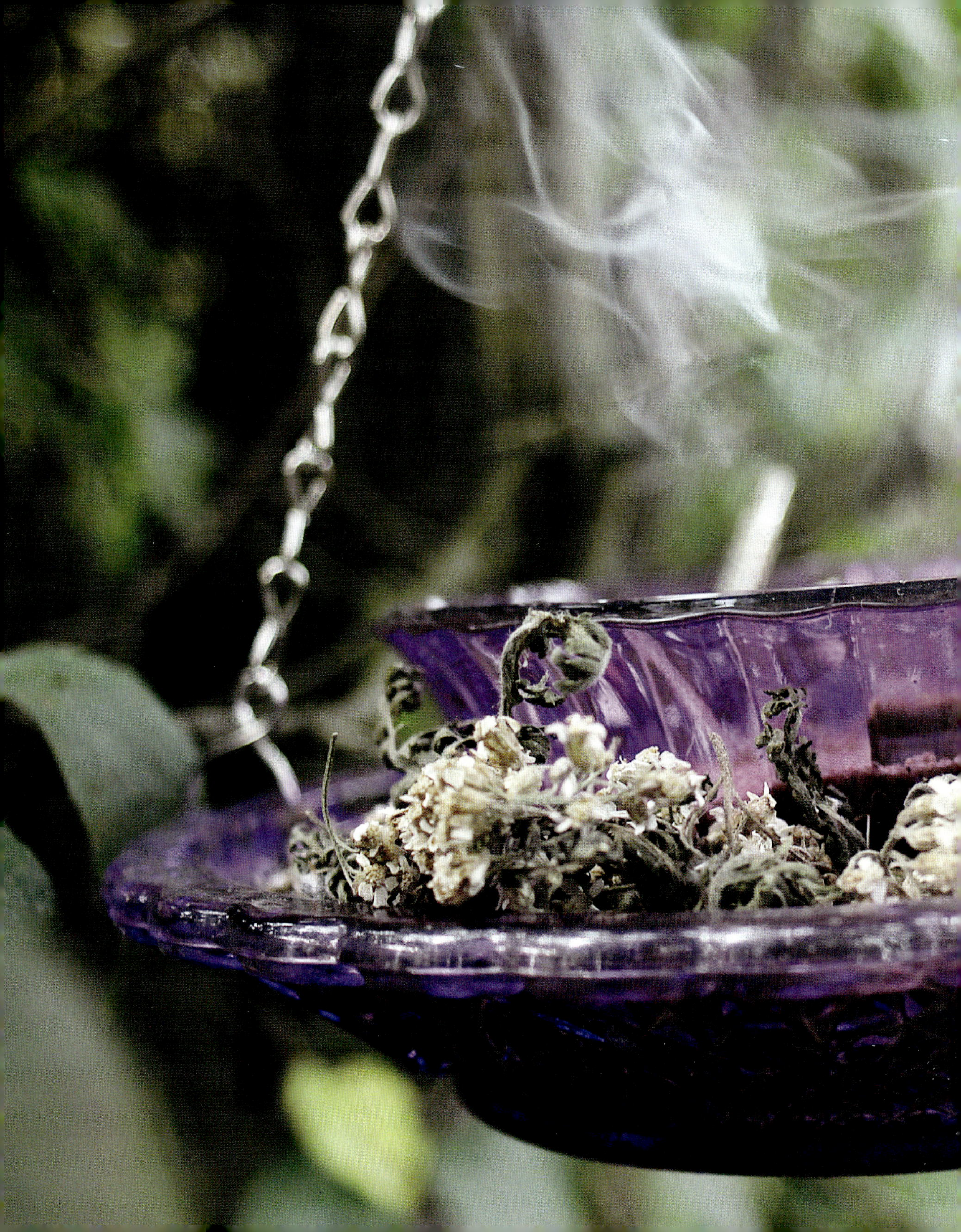

RÄUCHERN ZU DEN JAHRESZEITEN

Die verschiedenen Jahreszeiten waren für die Menschen früher sehr wichtig. Es wurden jahreszeitliche Feste gefeiert, Ehen geschlossen, Bekanntmachungen vorgetragen, für die Ernte gedankt und natürlich wurde zu diesen Anlässen geräuchert. Meist mit Pflanzen, die in diese Jahreszeiten passten oder die einen hohen Stellenwert im Volksglauben hatten, um Schaden vor Haus, Hof und Feld fernzuhalten oder um bis ins nächste Jahr gesund zu bleiben.

Diese Räucherwerke waren damals wichtig, weil die Menschen damals alles als „beseelt" betrachteten. Wenn man zum Beispiel nachts ohne Strom und Autolärm, ohne Wasserleitungen, bei Kienspan in einem Holzhaus saß, war man von Geistern und Dämonen umgeben. Man hörte das Holz knarzen, Mäuse über den Dachboden laufen oder den Wind unheimliche Geräusche machen. Diese Räucherwerke gaben den Menschen Halt und Sicherheit.

Wir sollten auch beachten, dass man die früheren Jahreskreisfeste nach dem Mond und der Sonne bestimmte. Erst viel später kam der Kalender.

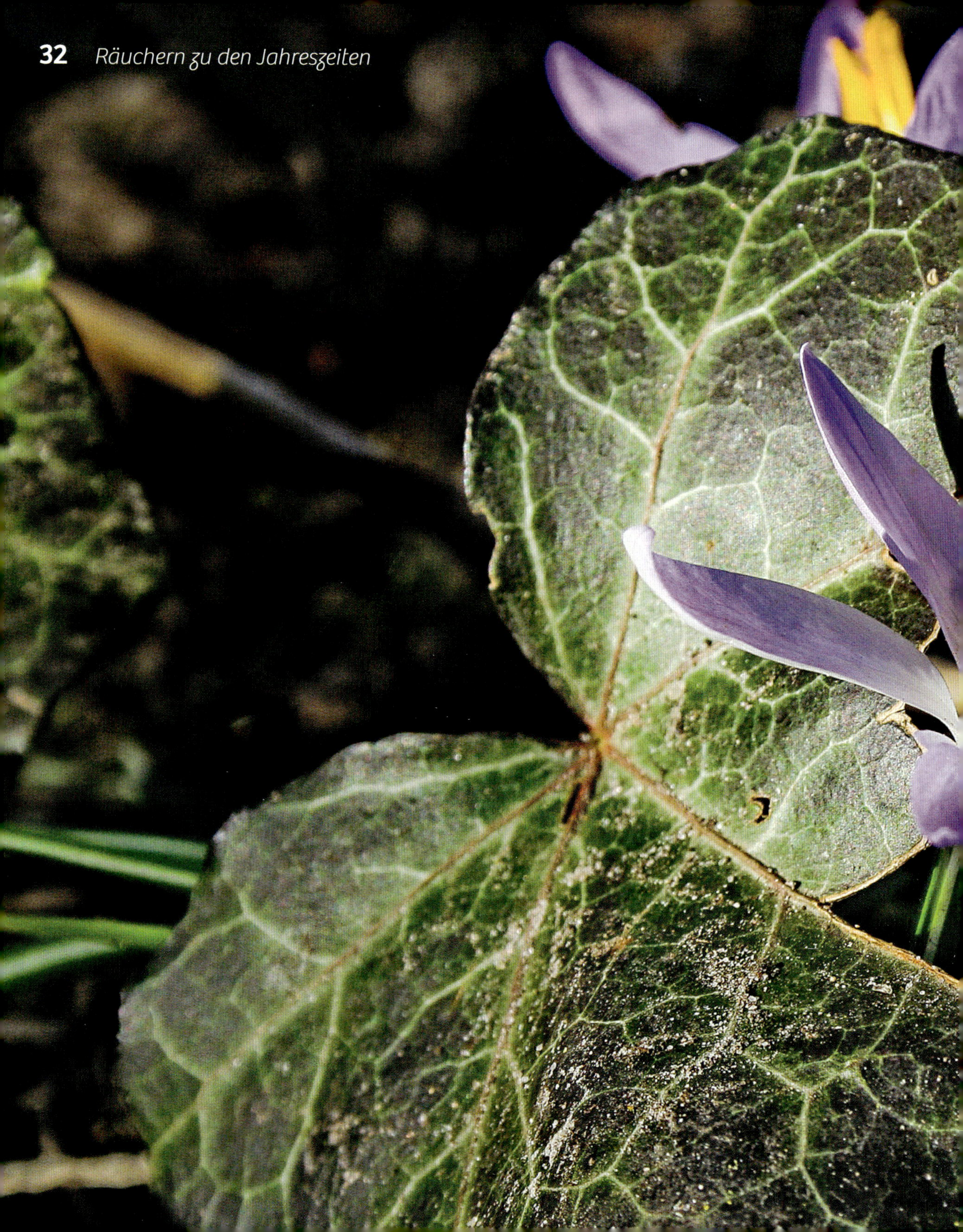

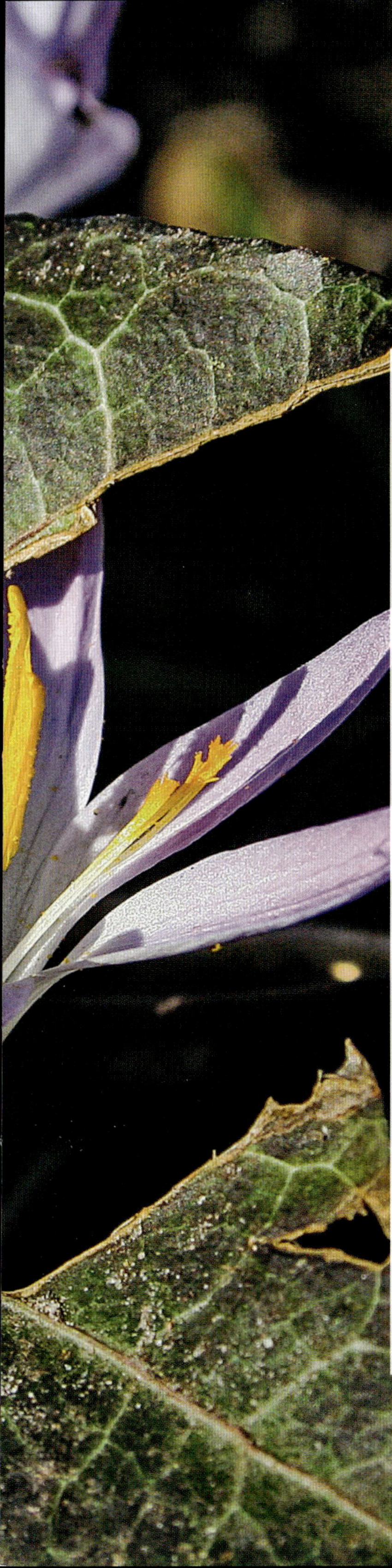

Frühlings-Tag-und-Nacht-Gleiche

Dieses schöne Jahreszeitenfest wird zwischen dem 20. und 22. März gefeiert und zeigt den Frühlingsanfang an. Es wird das wiederkehrende Licht, die Sonne verehrt. Früher wurden Ehen vollzogen und Felder bestellt. Denn das wiederkehrende Licht bringt auch die Fruchtbarkeit der Natur zurück, was in der damaligen Zeit zum Überleben sehr wichtig war. In der Frühlings-Tag-und-Nacht-Gleiche dominiert die Farbe Gelb und darum sind gelbe Frühlingsblumen die Boten des Lichts, wie zum Beispiel die Schlüsselblume. Mit diesen Frühlingsblühern schmückte man auch Haus und Hof.

Ein Räucherwerk zu dieser Jahreszeit sollte aus Lärchenharz, Huflattich, Birkenrinde, Waldmeister, Gundermann und Blüten der Schlüsselblume bestehen. Alle Räuchersubstanzen müssen vorher gut getrocknet sein. Dann werden sie zerkleinert und zu gleichen Teilen gemischt, mit Ausnahme des Lärchenharzes. Für das Räucherwerk nimmt man dann 3 Teile der Mischung und 1 Teil Lärchenharz.

Mit diesem Räucherwerk zelebrieren wir die wiederkehrende Sonne, was sehr wichtig für uns Menschen ist, auch heutzutage noch. Wir verscheuchen den grauen Winter, die Kälte und das Trostlose. Nun fängt der Garten wieder an zu sprießen und bald geht das Sammeln der Kräuter auch wieder los. Wir gehen wieder öfter in die Natur und unsere Gefühlswelt verbessert sich von Tag zu Tag. Sonne bedeutet Leben.

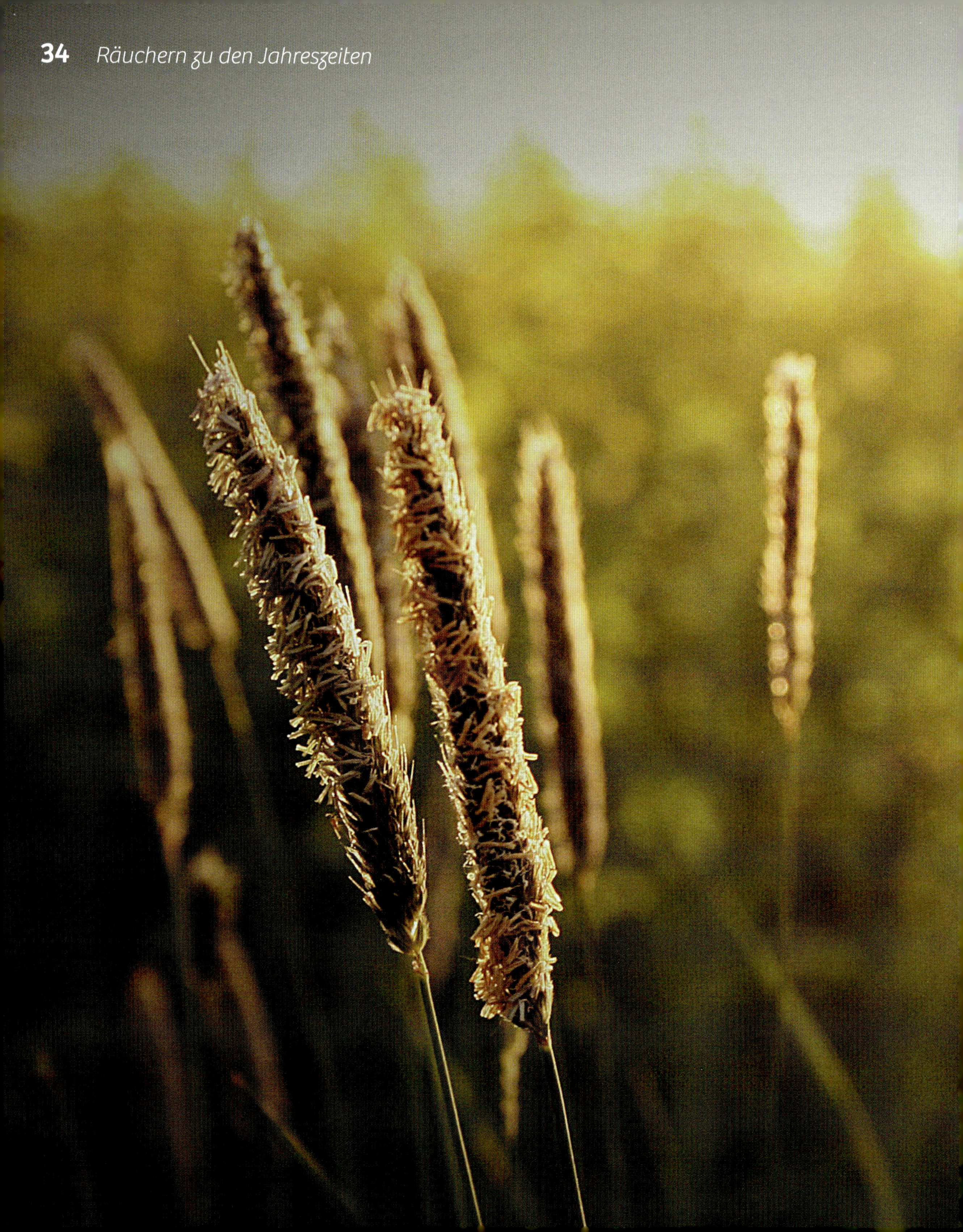

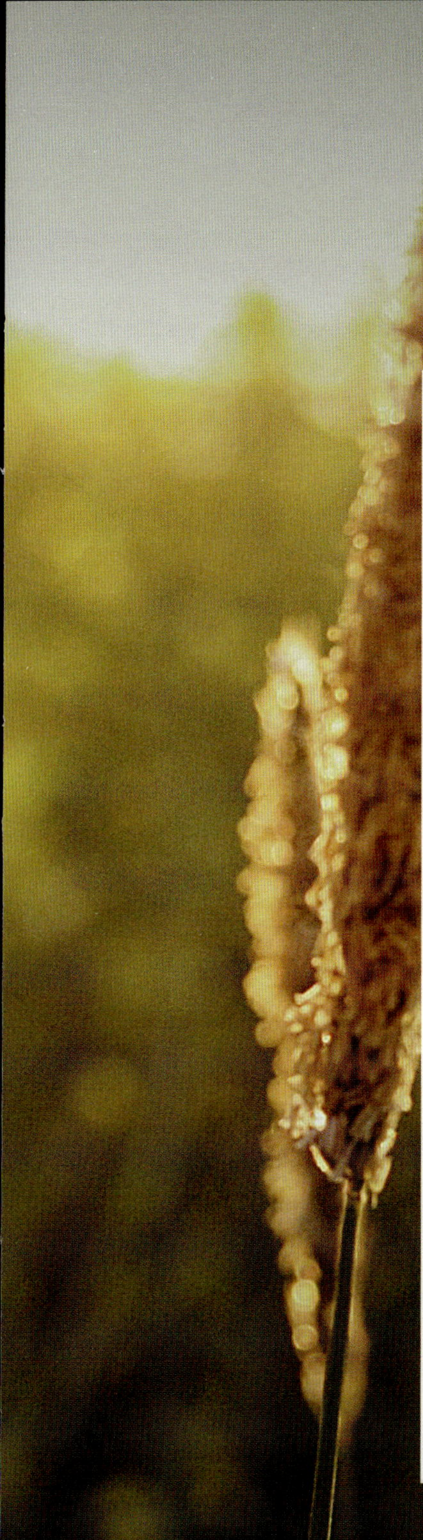

Sommersonnenwende

Von diesem Jahreszeitenfest hat wohl schon jeder einmal gehört oder gelesen. Es ist der Sommeranfang und wird in der Zeit vom 21. bis 23. Juni gefeiert. Nun hat die Sonne ihren höchsten Punkt erreicht und leider werden ab diesem Tag die Tage auch wieder kürzer. Um dieses Fest ranken sich vielerlei Volksglauben und Riten. Aus dieser Zeit stammen auch die Johanniskräuter, womit nicht nur das Johanniskraut gemeint war, sondern alle heilbringenden Kräuter, die zu dieser Zeit wachsen. Sie haben eine große Heilkraft und eine Macht, um alles Böse abzuwehren, so der Volksglaube.

Diese Johanniskräuter waren sehr wichtig. Ihnen schrieb man klärende und reinigende Eigenschaften zu. Auch als magisch wurden sie angesehen. Altes sollte gehen, um Neues entstehen zu lassen. In dieser Zeit wurde auch der Sonnenwendbüschel gebunden. Dieser Büschel bestand aus verschiedenen Johanniskräutern und wurde gebunden und kopfüber zum Trocknen aufgehangen. Bei Bedarf – gegen Unwetter oder Krankheit – wurde davon dann das jeweilige Kraut genommen und verräuchert oder als Tee getrunken.

Zu den Johanniskräutern gehören auf jeden Fall das Johanniskraut, Dost, Beifuß, Eichenlaub, Klee (rot und weiß), Hasellaub, Frauenmantel, Minze, Brennessel und Hagebuttenzweige. Aber auch jede andere Pflanze, die zu dieser Jahreszeit blüht und nicht giftig ist. Aus diesen Kräutern könnt ihr euch ein Sommersonnenwenden-Räucherwerk zusammenstellen. Es sollte immer 3, 7 oder 9 verschiedene Kräuter beinhalten – das sind die magischen Zahlen unserer Vorfahren.

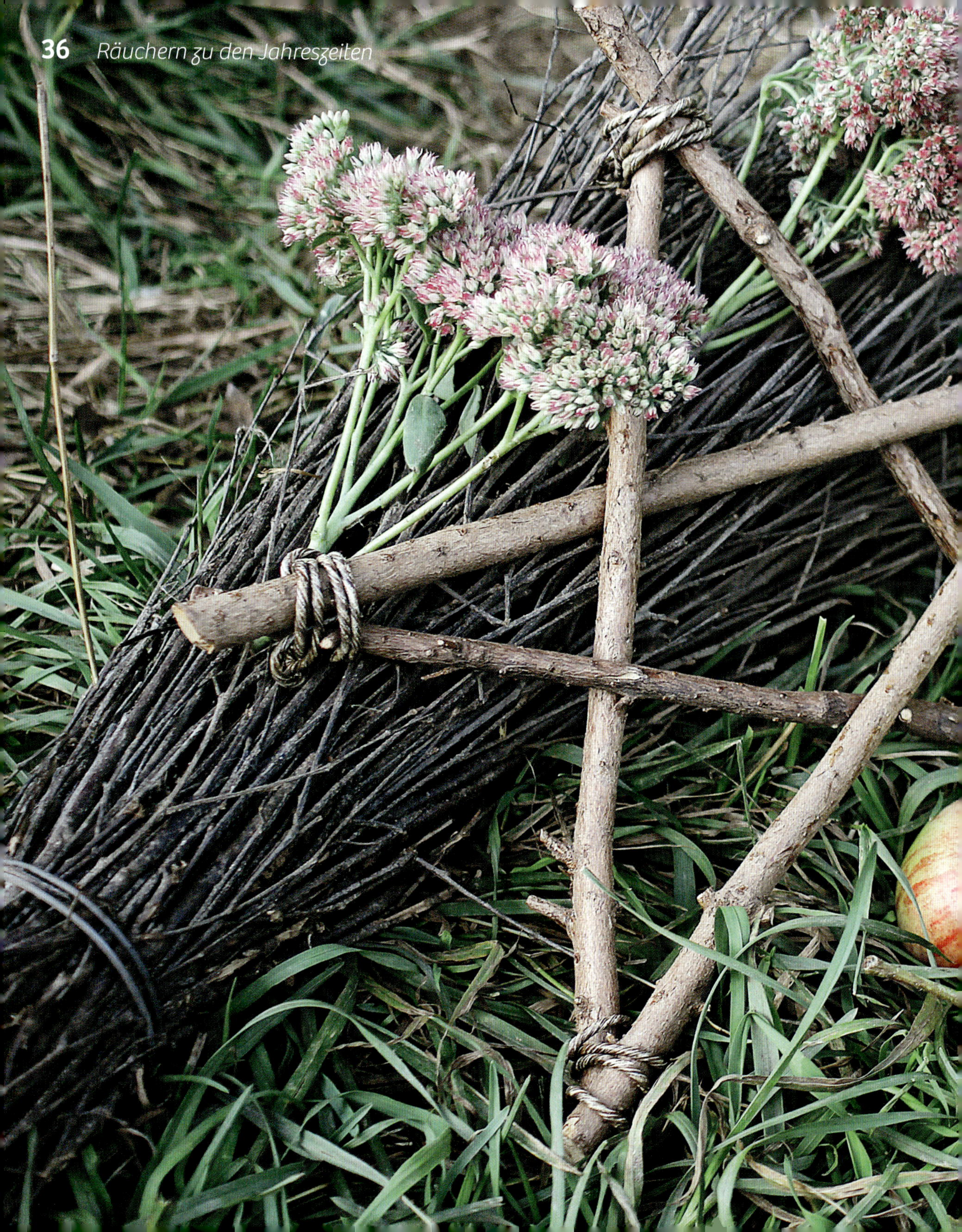

Herbst-
Tag-und-Nacht-Gleiche

Dieses Jahreszeitenfest wird vom 21. bis 23. September begangen. Nun beginnt die schöne Herbstzeit. Wie schon bei den anderen Festen, steht auch hier der Acker und die Ernte im Mittelpunkt. Familien kamen damals zusammen, um ein großes, reichhaltiges Essen zusammen einzunehmen. Der Apfel spielte dabei eine große Rolle, es wurde viel damit gebacken und gekocht.

Es war aber auch die Geisterzeit. Man glaubte an Dämonen, die sehr gefährlich für die Felder wurden, weshalb man sie zu vertreiben versuchte. Nun wurden auch die letzten Kräuter für den Winter gesammelt und verarbeitet. Der September und Oktober werden auch Wurzelmonate genannt, weil in dieser Zeit Wurzeln der Nachtkerze, des Beifuß's oder des Beinwells gesammelt werden. Mit diesen Kräutern und Wurzeln wurden auch Haus und Hof ausgeräuchert oder ein Kräutertee gekocht, wenn jemand krank war. Auch kamen jetzt die Herbststürme und dagegen wurden Brennnesseln im Giebel aufgehangen oder auf dem Holzofen verbrannt.

Mein Räucherwerk zu dieser Jahreszeit besteht zu gleichen Teilen aus Kiefernadeln, Lärchenharz, Wacholderbeeren- und Nadeln, Apfelholz und -kernen, getrockneten Holunderbeeren, Hopfenzapfen, Weißdornholz und Beeren, Hagebutten und Rosenblüten. Ihr könnt natürlich auch eure eigene Räuchermischung herstellen, so wie es euch gefällt und stimmig für euch ist. Es sollte nur herbstlich sein, um Mutter Natur zu ehren.

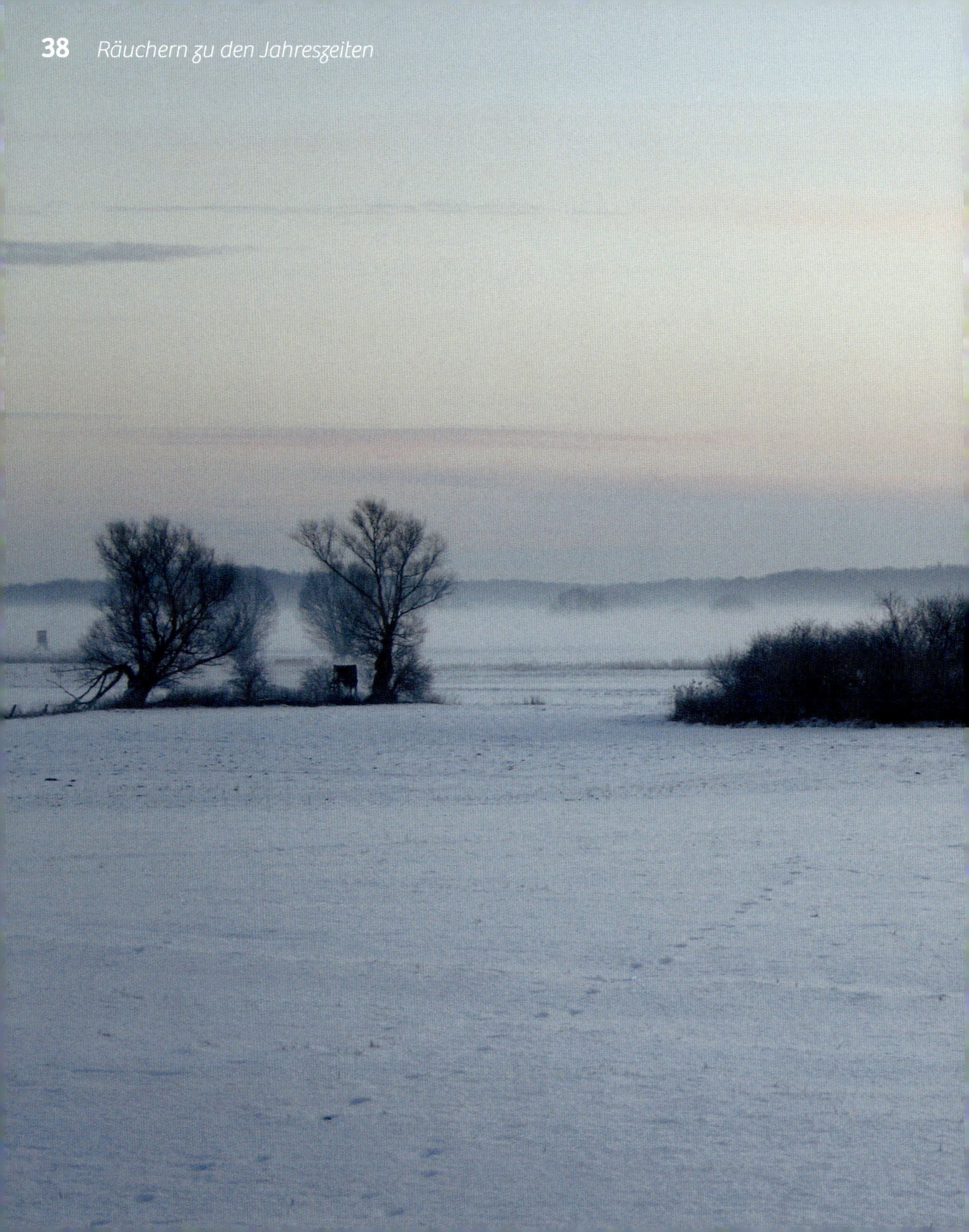

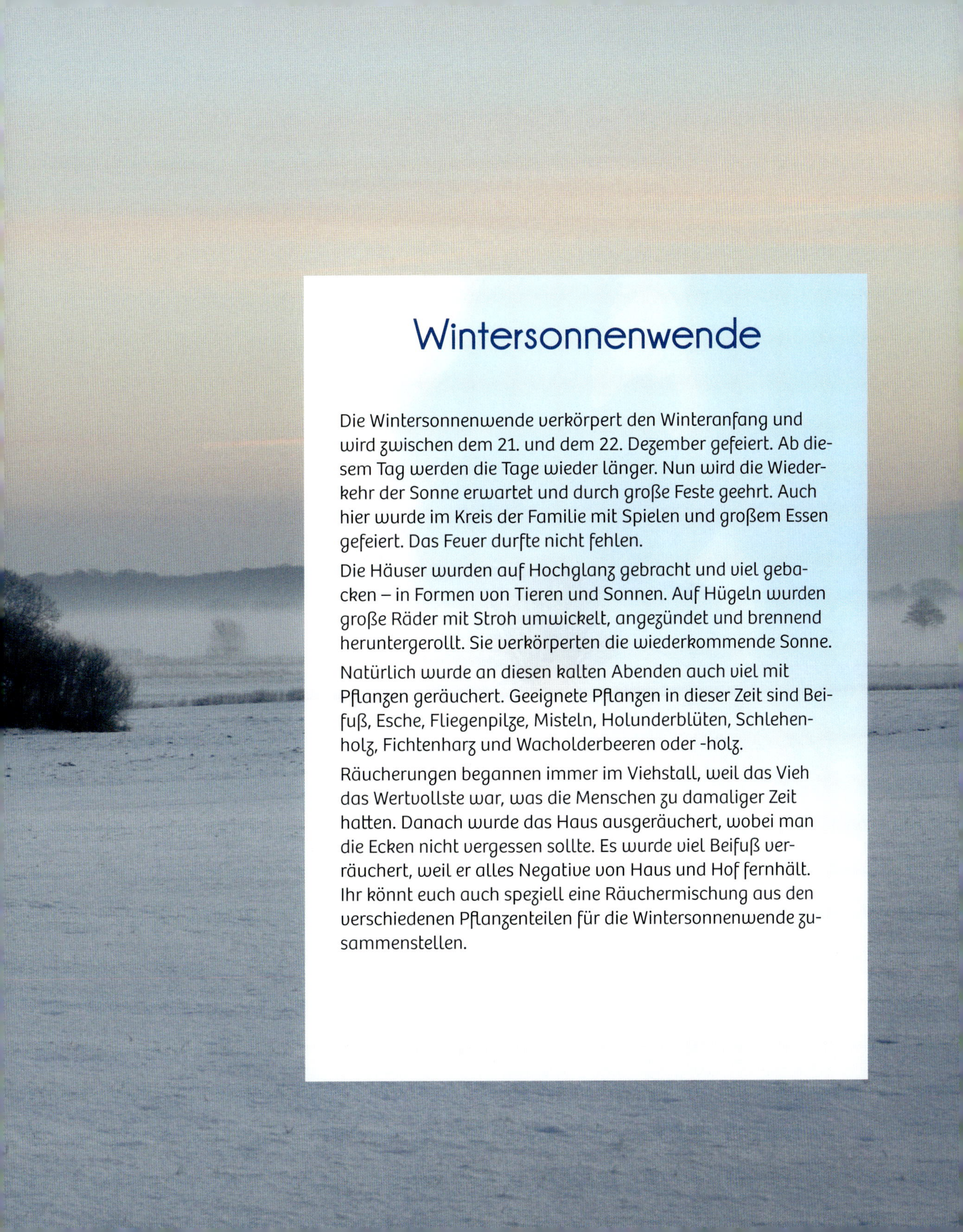

Wintersonnenwende

Die Wintersonnenwende verkörpert den Winteranfang und wird zwischen dem 21. und dem 22. Dezember gefeiert. Ab diesem Tag werden die Tage wieder länger. Nun wird die Wiederkehr der Sonne erwartet und durch große Feste geehrt. Auch hier wurde im Kreis der Familie mit Spielen und großem Essen gefeiert. Das Feuer durfte nicht fehlen.

Die Häuser wurden auf Hochglanz gebracht und viel gebacken – in Formen von Tieren und Sonnen. Auf Hügeln wurden große Räder mit Stroh umwickelt, angezündet und brennend heruntergerollt. Sie verkörperten die wiederkommende Sonne.

Natürlich wurde an diesen kalten Abenden auch viel mit Pflanzen geräuchert. Geeignete Pflanzen in dieser Zeit sind Beifuß, Esche, Fliegenpilze, Misteln, Holunderblüten, Schlehenholz, Fichtenharz und Wacholderbeeren oder -holz.

Räucherungen begannen immer im Viehstall, weil das Vieh das Wertvollste war, was die Menschen zu damaliger Zeit hatten. Danach wurde das Haus ausgeräuchert, wobei man die Ecken nicht vergessen sollte. Es wurde viel Beifuß verräuchert, weil er alles Negative von Haus und Hof fernhält. Ihr könnt euch auch speziell eine Räuchermischung aus den verschiedenen Pflanzenteilen für die Wintersonnenwende zusammenstellen.

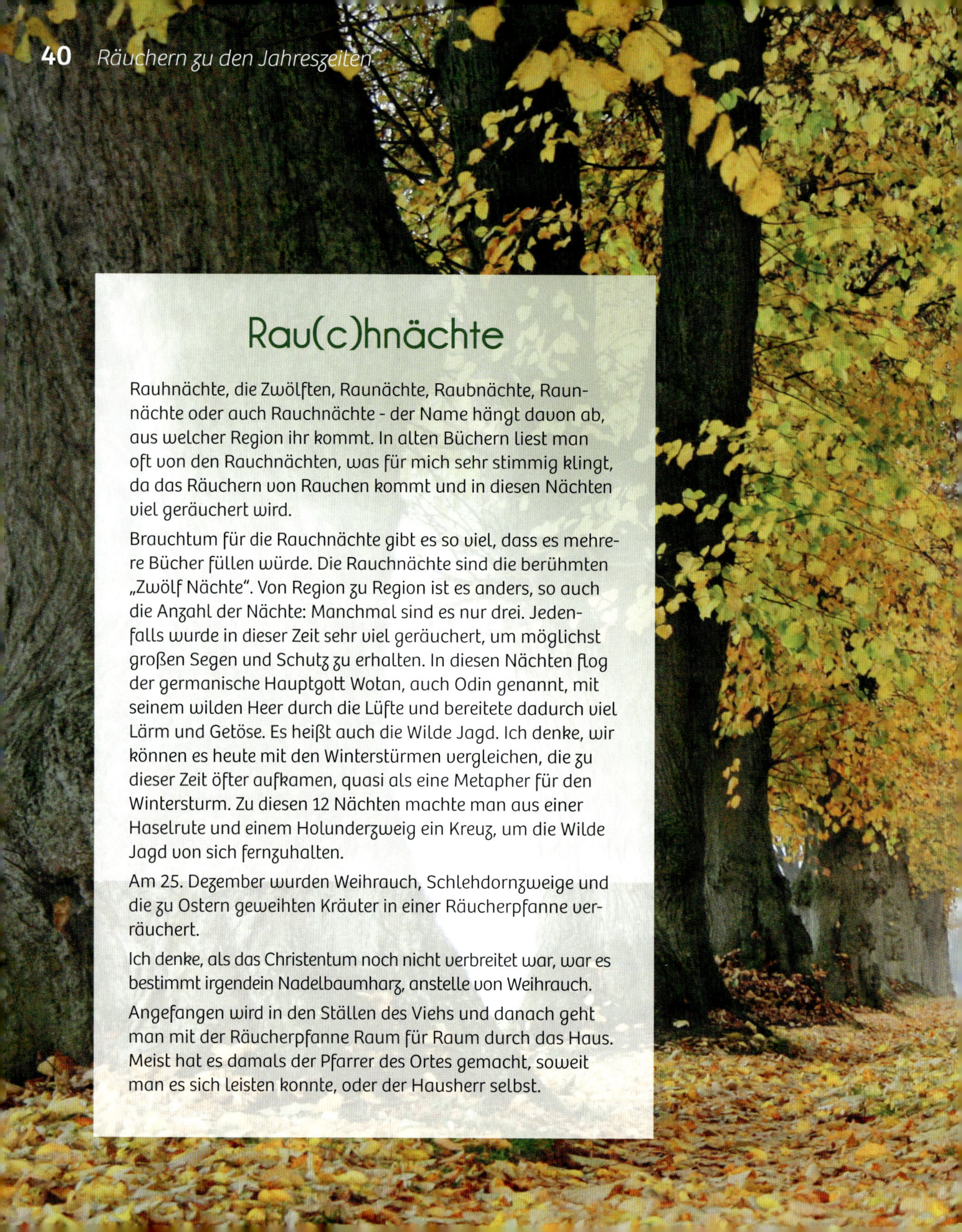

Rau(c)hnächte

Rauhnächte, die Zwölften, Raunächte, Raubnächte, Raunnächte oder auch Rauchnächte - der Name hängt davon ab, aus welcher Region ihr kommt. In alten Büchern liest man oft von den Rauchnächten, was für mich sehr stimmig klingt, da das Räuchern von Rauchen kommt und in diesen Nächten viel geräuchert wird.

Brauchtum für die Rauchnächte gibt es so viel, dass es mehrere Bücher füllen würde. Die Rauchnächte sind die berühmten „Zwölf Nächte". Von Region zu Region ist es anders, so auch die Anzahl der Nächte: Manchmal sind es nur drei. Jedenfalls wurde in dieser Zeit sehr viel geräuchert, um möglichst großen Segen und Schutz zu erhalten. In diesen Nächten flog der germanische Hauptgott Wotan, auch Odin genannt, mit seinem wilden Heer durch die Lüfte und bereitete dadurch viel Lärm und Getöse. Es heißt auch die Wilde Jagd. Ich denke, wir können es heute mit den Winterstürmen vergleichen, die zu dieser Zeit öfter aufkamen, quasi als eine Metapher für den Wintersturm. Zu diesen 12 Nächten machte man aus einer Haselrute und einem Holunderzweig ein Kreuz, um die Wilde Jagd von sich fernzuhalten.

Am 25. Dezember wurden Weihrauch, Schlehdornzweige und die zu Ostern geweihten Kräuter in einer Räucherpfanne verräuchert.

Ich denke, als das Christentum noch nicht verbreitet war, war es bestimmt irgendein Nadelbaumharz, anstelle von Weihrauch.

Angefangen wird in den Ställen des Viehs und danach geht man mit der Räucherpfanne Raum für Raum durch das Haus. Meist hat es damals der Pfarrer des Ortes gemacht, soweit man es sich leisten konnte, oder der Hausherr selbst.

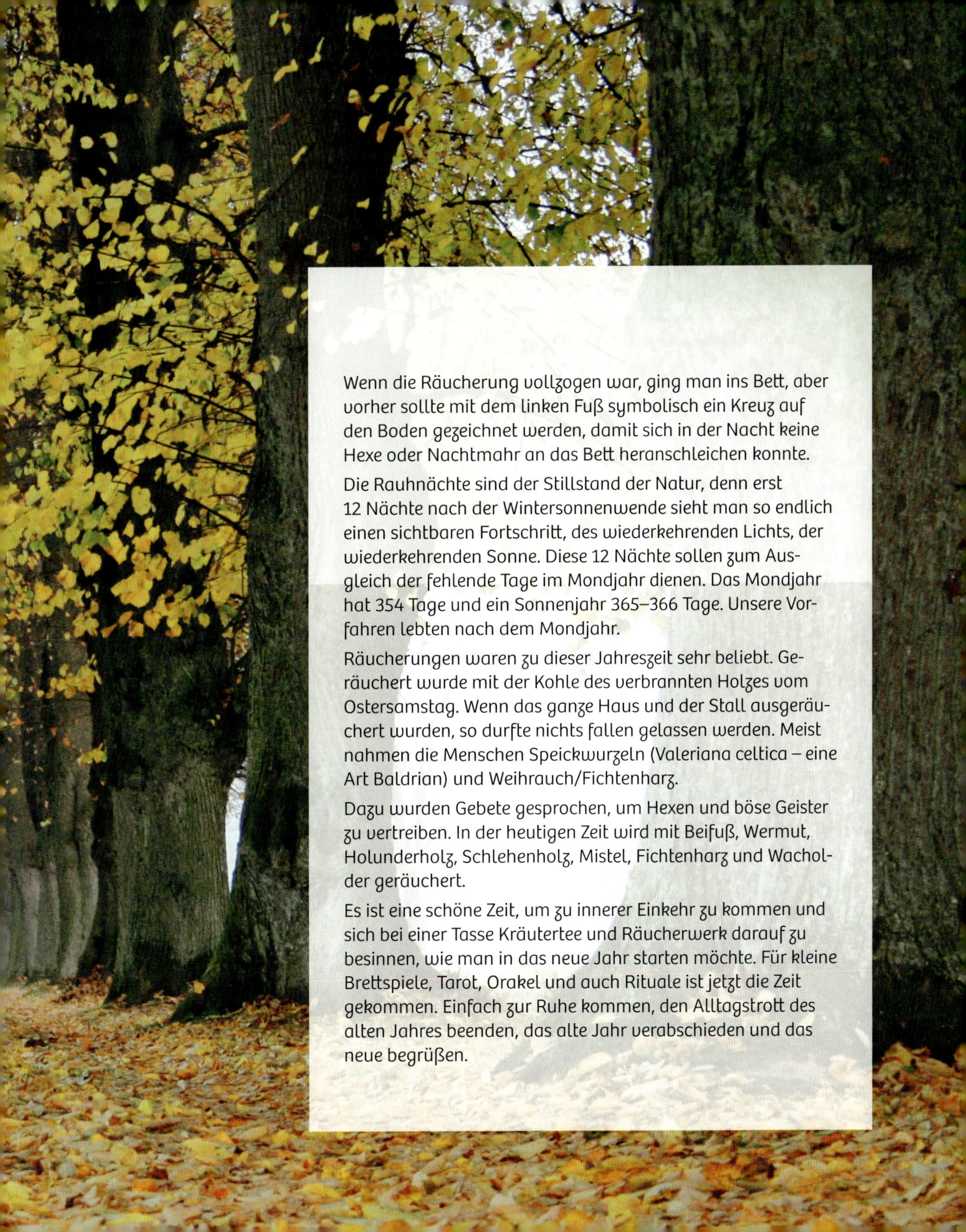

Wenn die Räucherung vollzogen war, ging man ins Bett, aber vorher sollte mit dem linken Fuß symbolisch ein Kreuz auf den Boden gezeichnet werden, damit sich in der Nacht keine Hexe oder Nachtmahr an das Bett heranschleichen konnte.

Die Rauhnächte sind der Stillstand der Natur, denn erst 12 Nächte nach der Wintersonnenwende sieht man so endlich einen sichtbaren Fortschritt, des wiederkehrenden Lichts, der wiederkehrenden Sonne. Diese 12 Nächte sollen zum Ausgleich der fehlende Tage im Mondjahr dienen. Das Mondjahr hat 354 Tage und ein Sonnenjahr 365–366 Tage. Unsere Vorfahren lebten nach dem Mondjahr.

Räucherungen waren zu dieser Jahreszeit sehr beliebt. Geräuchert wurde mit der Kohle des verbrannten Holzes vom Ostersamstag. Wenn das ganze Haus und der Stall ausgeräuchert wurden, so durfte nichts fallen gelassen werden. Meist nahmen die Menschen Speickwurzeln (Valeriana celtica – eine Art Baldrian) und Weihrauch/Fichtenharz.

Dazu wurden Gebete gesprochen, um Hexen und böse Geister zu vertreiben. In der heutigen Zeit wird mit Beifuß, Wermut, Holunderholz, Schlehenholz, Mistel, Fichtenharz und Wacholder geräuchert.

Es ist eine schöne Zeit, um zu innerer Einkehr zu kommen und sich bei einer Tasse Kräutertee und Räucherwerk darauf zu besinnen, wie man in das neue Jahr starten möchte. Für kleine Brettspiele, Tarot, Orakel und auch Rituale ist jetzt die Zeit gekommen. Einfach zur Ruhe kommen, den Alltagstrott des alten Jahres beenden, das alte Jahr verabschieden und das neue begrüßen.

SPEZIELLE RÄUCHERWERKE UNSERER VORFAHREN

Manche Räucherpraktiken sind sehr speziell und bis in die heutige Zeit überliefert. Unsere Vorfahren waren sehr einfallsreich und haben nicht nur mit Pflanzen und Harzen geräuchert, sondern auch mit Kehrricht, der aus allen vier Ecken des Zimmers gefegt wurde. Sie glaubten, dass so alles Negative herausgefegt und verräuchert wurde. Auch Schuhsohlen, Fingernägel, Haare und alles mögliche andere wurde verräuchert, um Schutz vor irgendwelchen bösen Mächten zu bekommen. Meist wird darüber nicht geschrieben, weil es so gar nicht in unsere Zeit passt.

NEUNERLEI HOLZ

Neunerlei Holz wurde schon immer als Abwehrzauber genommen. Als Räucherung, Amulett, Talisman oder auch in Form eines Bades. Roma und Sinti trugen Neunerlei Holz in einem kleinen Leinenbeutel um die Hüften oder um den Hals, um vor auszehrenden Krankheiten geschützt zu sein, wie beispielsweise Krebs. Wenn man sich so ein Amulett herstellen will, dann darf die Hasel nicht fehlen.

Neunerlei Holz ist ein Volksglaube, der auf die magische Zahl 9 geht. Man glaubte, dass 9 verschiedene Hölzer sehr viel bewirken können. Welches Holz von welchem Baum oder Strauch genommen wurde, hängt davon ab, wofür man es brauchte.

Menschen, die mit einem negativen Zauber berufen waren, wurden in früherer Zeit mit Neunerlei Holz beräuchert. Man nannte es auch Notfeuer. Aber auch Haus und Hof wurden mit Neunerlei Holz geschützt. Dafür wurden die Hölzer rund um den Hof in die Erde gesteckt. Man hing die Hölzer auch in den Viehställen auf, damit die Truden nicht hineinkamen. Gegen Viehverhexung wurde nur das Holz der Kirsche, Pflaume, Birne, Apfel, Tanne, Kiefer, Birke, Linde und der Weide genommen. Ansonsten durften die Baumarten nicht auf „-baum" enden.

Gegen Kopfschmerzen nahm man Neunerlei Holz von Apfel, Birne, Flieder, Holunder, Stachelbeere, Johannisbeere, Hainbuche, Pappel und der Wilden Rose. Wenn Kinder einen Ausschlag bekamen, wurden sie in Neunerlei Hölzern von Obstbäumen, getrocknetem Thymian und Schilfrohr gebadet. Oder diese Hölzer wurden einfach nur in der Hosentasche getragen, um vor den Truden geschützt zu sein. Für diesen Brauch wurden Hölzer von der Espe, Eiche, Kiefer, Buche, Linde, Eberesche, Fichte, Tanne und Birke genommen.

Die Neunerlei Hölzer müssen schweigend im Wald zusammengesucht werden und dürfen nicht von

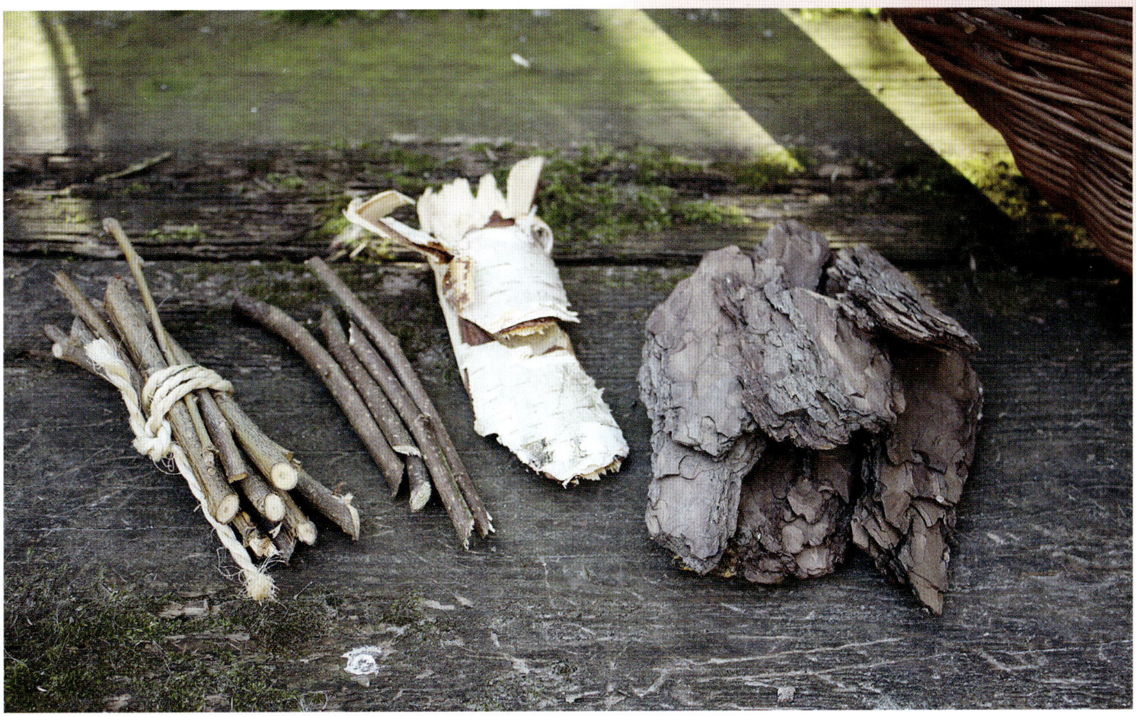

Sträuchern oder Bäumen abgeschnitten werden, man nimmt dafür nur die, die am Boden liegen. Dazu zählten die Fichte, Tanne, Lärche, Waldkiefer, Eibe, Zirbelkiefer, Bergkiefer, Wacholder, Sadebaum (Stinkwacholder), Eiche, Buche, Linde, Ahorn, Birke, Hasel, Espe und Eberesche. Allgemein galten diese Hölzer als sehr unheilabwehrend. Sie wurden gerne als Räucherwerk genommen.

Darüber hinaus gibt es noch den Neunkräuterglauben. Der Brauch stammt aus heidnischer Zeit und wurde vom Christentum übernommen. Hier spielen neun verschiedene Kräuter eine Rolle, die von Region zu Region anders sortiert sind.

Der Ursprung dieses Volksglaubens kann man bei den germanischen Völkern sehen, weil er den 9 Heilgöttinnen zugesprochen wird. Sie wurden in damaliger Zeit angerufen und um Heilung gebeten. Daher gehört das Neunerlei Holz auch zu den Pflanzenopfern. Man „opferte" Pflanzenteile nach einem gewissen Ritual, um von den Heilgöttinnen Heilung zu bekommen. Meist wurden diese Kräuter nach einem gewissen Ritual gesammelt. Die wichtigsten dieser Kräuter waren Alant, Baldrian, Beifuß, Dost, Eisenkraut, Hafer, Johanniskraut, Rainfarn und Schafgarbe. Sie wurden gebündelt oder zerkleinert getrocknet und gegen allerlei Unheil verräuchert.

In den Masuren gab man den Kühen in der Johannisnacht neun Kräuter mit Mehl und Salz, damit sie nicht verhext wurden und reichlich gute Milch gaben.

MALEFIZ-GLAUBEN

Das Malefizpulver ist das Universalpulver unserer Vorfahren. Nach ihrem Glauben half es gegen alles. Es war sozusagen ihr Balsam für die Seele, der sie zur Ruhe kommen ließ und jeglichen Schadzauber von ihnen nahm. Da unsere Vorfahren sehr abergläubisch waren, sahen sie an jeder Ecke irgendeine Gefahr durch Menschen, Tiere oder Naturgeschehen, die schaden konnten. Auch Haus und Hof versuchten unsere Vorfahren mit dem Malefizpulver zu schützen.

Die bekannteste Pflanze zur Herstellung des berühmten Malefizpulvers war der Nelkenwurz. Seine duftende Wurzel galt als hexenabwehrend und teufelsvertreibend. Sie wurde getrocknet und pulverisiert und als Hauptbestandteil des Malefizpulvers oder Malefizräucherwerks hinzugetan. Seine Wurzel wurde schon immer bei der „Austreibung" von bösen Geistern, Dämonen und Teufel verwendet. Sie wurde auch ins Haus gehängt, um jeglichen Schaden abzuwenden. Aus dem Pulver der Nelkenwurzwurzel wurde ein Kreis gezogen, in den man sich hineinstellte und so vor bösen Einflüssen geschützt war. Um angezauberte Krankheiten zu behandeln, wurde die entsprechende Stelle beräuchert, geölt und dann mit einem Malefizpflaster bedeckt. Diese Methode wurde etliche Male wiederholt. Auch gegen den bösen Blick wurde so vorgegangen.

Hier eine Zusammensetzung des Malefizpulvers aus dem 18. Jahrhundert:

MALEFIZPULVER

Weinraute, Rosenblätter (keine Blütenblätter), Johanniskrautblüten, Dost, Wacholderbeeren, Fichtenharz, Beifuß, Haselkätzchen, Eichenblätter und Nelkenwurzwurzel.

Alle Räucherstoffe werden zu gleichen Teilen vermischt, mit Ausnahme der Nelkenwurzwurzel, ihr Anteil ist am höchsten. Alle Räucherzutaten müssen vor dem Mischen getrocknet werden. Das Fichtenharz sollte mindestens ein Jahr gelagert sein.

Rechte Seite:
Nelkenwurzwurzel

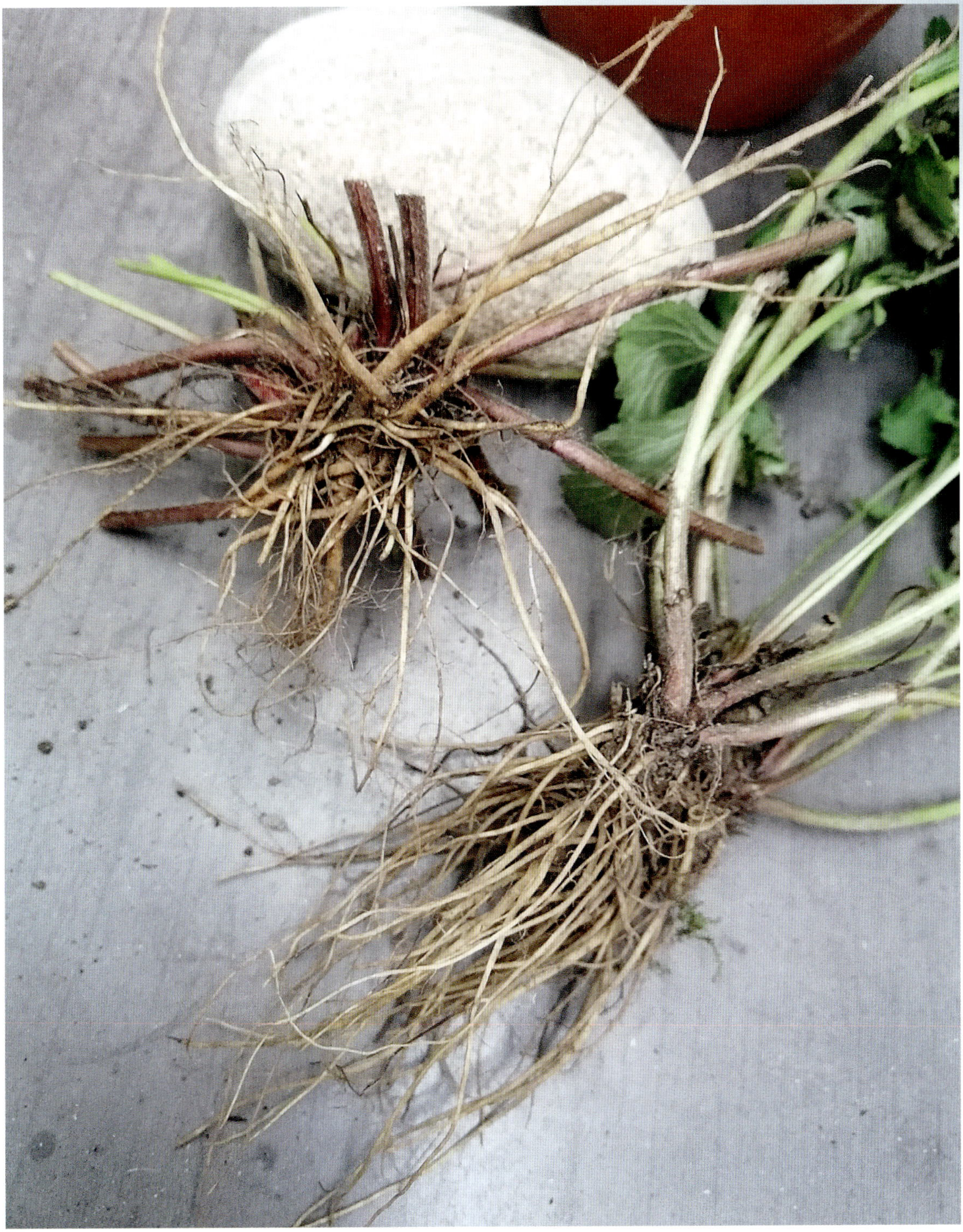

DER FLIEGENPILZ

Mit Fliegenpilzen wurde schon immer geräuchert. Diese Räucherung wird verwendet, um Fragen an die Zukunft zu stellen. Denn manchmal quälen uns die Zukunftsfragen, weil wir in vielen Angelegenheiten wissen möchten, was uns unser Tun und Handeln in der Zukunft bringt. Der spirituelle Geist des Fliegenpilzes öffnet uns Türen und Tore in die Zukunft. Er öffnet unser Bewusstsein und darum sind wir fähig, einen Blick in die Zukunft zu wagen. Er ist die beste Räucherung, um Zukunftsfragen und deren Antworten zu erhalten und richtig zu deuten. Der Fliegenpilz zeigt uns das Mysterium, das göttliche Wissen und die spirituelle Kraft.

Getrocknete Fliegenpilzhüte solltet ihr nur auf natürlichen Materialien verräuchern, wie dem Zunderschwamm oder selbstgemachter Holzkohle aus dem Kamin. Der Geruch der getrockneten Hüte ist ein wenig gewöhnungsbedürftig. Am besten mischt man sich die kleingeschnittenen oder pulverisierten Fliegenpilzhüte mit Harzen, Beifuß und Moosen. Diese Räuchermischung ist eine passende Rauhnachts-Räucherung. Ich sammele jedes Jahr nur einen einzigen Fliegenpilz und trockne zu Hause den Hut, den ich verteilt auf die Rauhnächte zusammen mit anderen Räucherzutaten verräuchere. Denn der Fliegenpilz ist für mich ein sehr starkes Wesen: ein Bote, der aus der Zukunft kommt und uns dorthin wieder auf seine Reise mitnimmt. Deshalb sollten nur Räucherkundige mit diesem Räucherwerk räuchern. Räucherneulingen empfehle ich die Fliegenpilz-Räucherung unter freiem Himmel. Dort könnt ihr euch mit diesem starken Geist anfreunden und auch lernen, wie ihr mit ihm umzugehen habt. Denn wie jedes andere Naturwesen, das gewisse Stoffe in sich trägt, die für uns berauschend, giftig oder tödlich sind, sollten wir es erstmal kennenlernen dürfen, um dieses Naturwesen zu verstehen und entsprechend zu verwenden. Darum sehe ich dieses Räucherwerk nur für Räucherkundige!

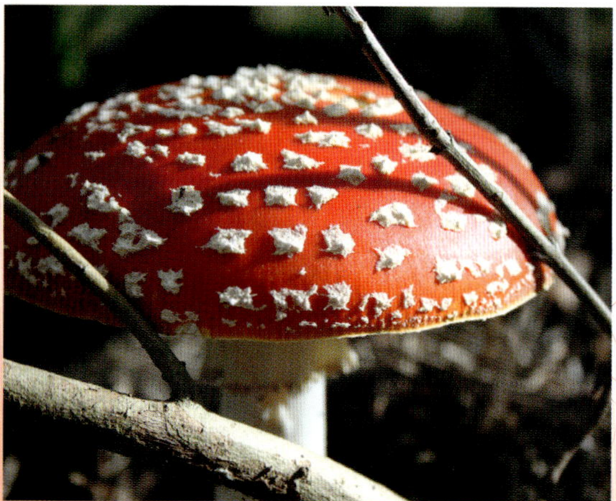

Rechte Seite:

Fliegenpilz auf feuchtem Tannenboden

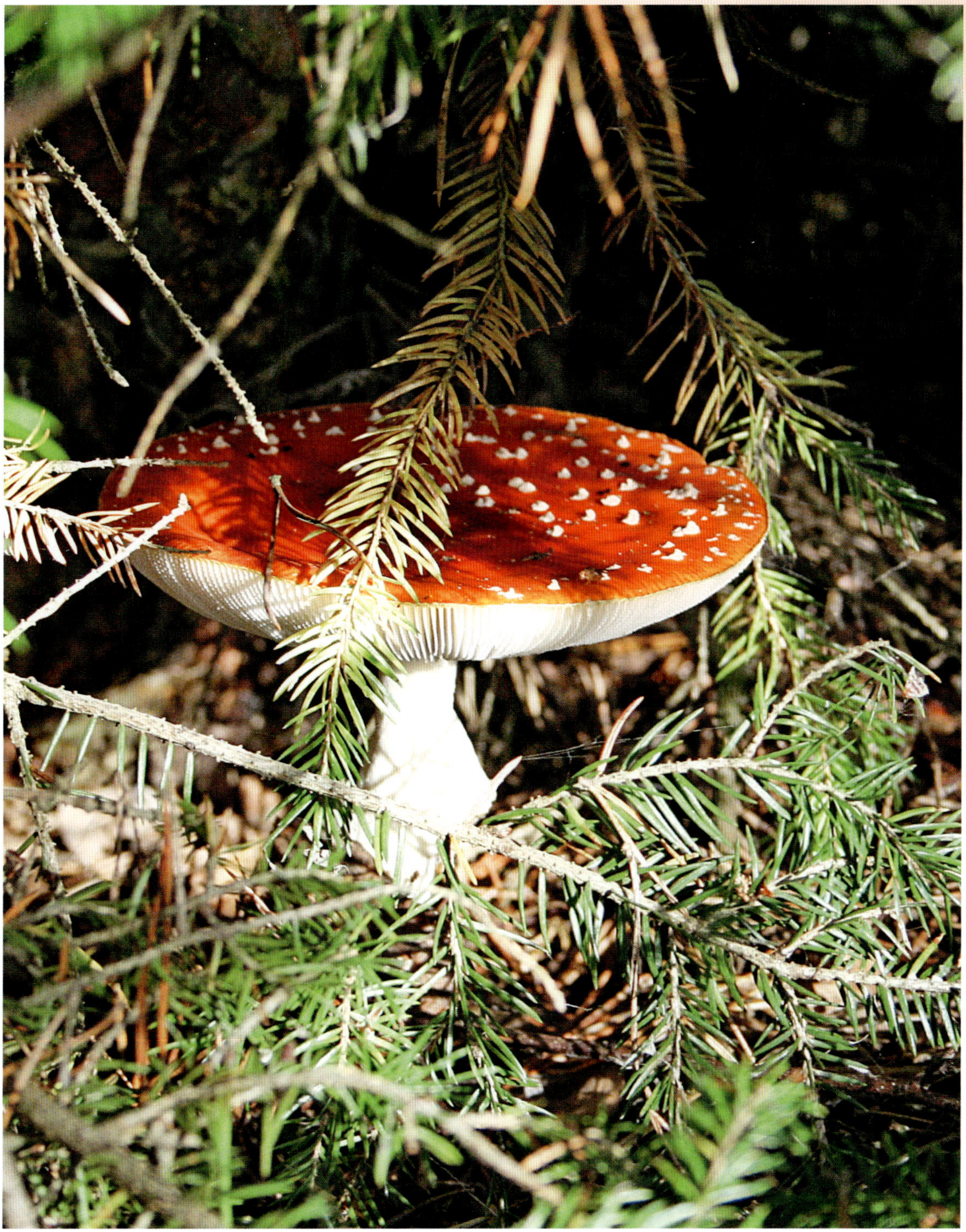

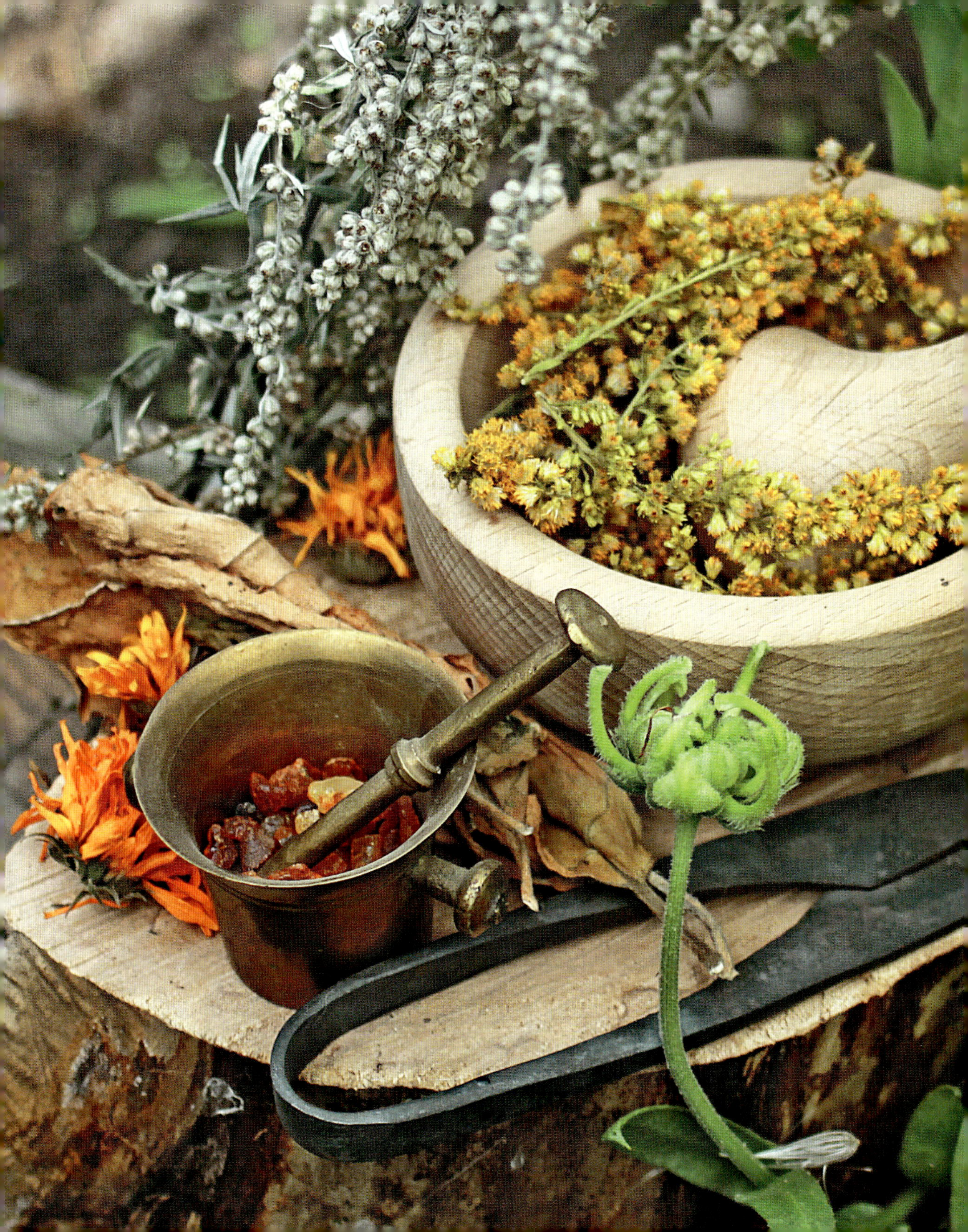

RÄUCHERPFLANZEN-LEXIKON

Hier werde ich 35 Räucherstoffe vorstellen, die bei unseren Vorfahren und auch heute noch einen großen Stellenwert in der Räucherkunde haben. Ich verbinde jede Pflanze mit einer Botschaft an uns Räucherkundige.

Die alte Räucherkunde ist schon etwas speziell. Denn was unseren Vorfahren damals sehr wichtig war, teilweise sogar überlebenswichtig erschien, ist uns heute fremd geworden. Was auch gut ist, weil früher oftmals auch mit Dingen geräuchert wurde, vor denen heutzutage eine Abneigung bestehen würde, wie zum Beispiel mit alten Schuhsohlen, Kehricht oder auch mit Fingernägeln.

Auch mit Teilen von alten Besen zu räuchern, mit denen man vorher einen negativ belasteten Raum ausgefegt hatte, war sehr beliebt. Ich denke, so etwas wollen und brauchen wir heute nicht mehr.

DER ANDORN – MARRUBIUM VULGARE

Eine große Schutzpflanze

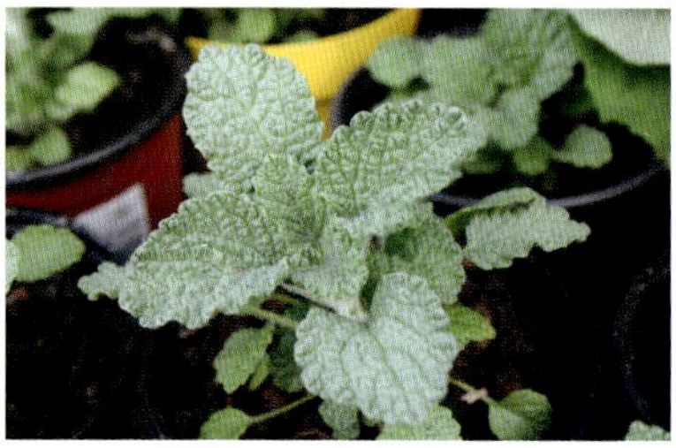

Der Andorn war ein großes Schutzkraut unserer Vorfahren. Schon die alten Völker nahmen ihn als Schutzpflanze und bei ihren Ritualen. Sie glaubten, dass ihnen bei einer Räucherung mit dieser Wildpflanze das Tor zur Anderswelt geöffnet wird und sie auch gleichzeitig beschützt werden. Die alten Wenden nahmen dieses Kraut, um ihr Haus auszuräuchern, wenn sie es vor Verfluchungen schützen wollten. Der Andorn ist ein Wildkraut, das im Volksglauben schon immer als stark abwehrend angesehen wurde.

Auch beim Ausräuchern von Häusern wird der Andorn sehr gerne genommen. Er transportiert mit seinem Rauch jegliche negative Energie aus dem Fenster hinaus. Wenn ihr so eine Hausreinigung durchführen möchtet, solltet ihr zunächst für 10 Minuten die Fenster geschlossen halten, damit sich das Negative im Rauch sammeln und dann zusammen mit dem Rauch durchs offene Fenster entweichen kann.

Vor dem Räuchern kann ein Andorn-Tee getrunken werden. Er verleiht klares Denken, was bei der Räucherung sehr wichtig ist.

Wenn wir möchten, dass uns jemand in Ruhe lässt, ist der Andorn das Räucherwerk erster Wahl. Sein Pflanzengeist ist so stark, dass er eine Art unsichtbares Schutzschild um uns spannt.

Dadurch werden wir für psychische Angriffe unsichtbar.

Der Andorn ist heutzutage nur noch selten in der Natur zu finden. Ich habe ihn selbst noch nie wild gesehen. Man findet ihn auf Brachflächen, wo es sehr trocken ist. Beim Andorn verhält es sich leider so, dass er geschützt ist und nicht in der Natur gesammelt werden darf. Daher sollten wir bei ihm auf Bestände im Garten ausweichen. Es gibt aber auch im Internet sehr gute Kräuterapotheken, die ihn vorrätig haben.

STANDORT & SAMMELZEIT

Diese Pflanze sollte nicht in der Natur gesammelt werden. Der Andorn wird in der Zeit der Sommersonnenwende gesammelt, weil er dann, nach altem Wissen, den größten Schutz geben soll.

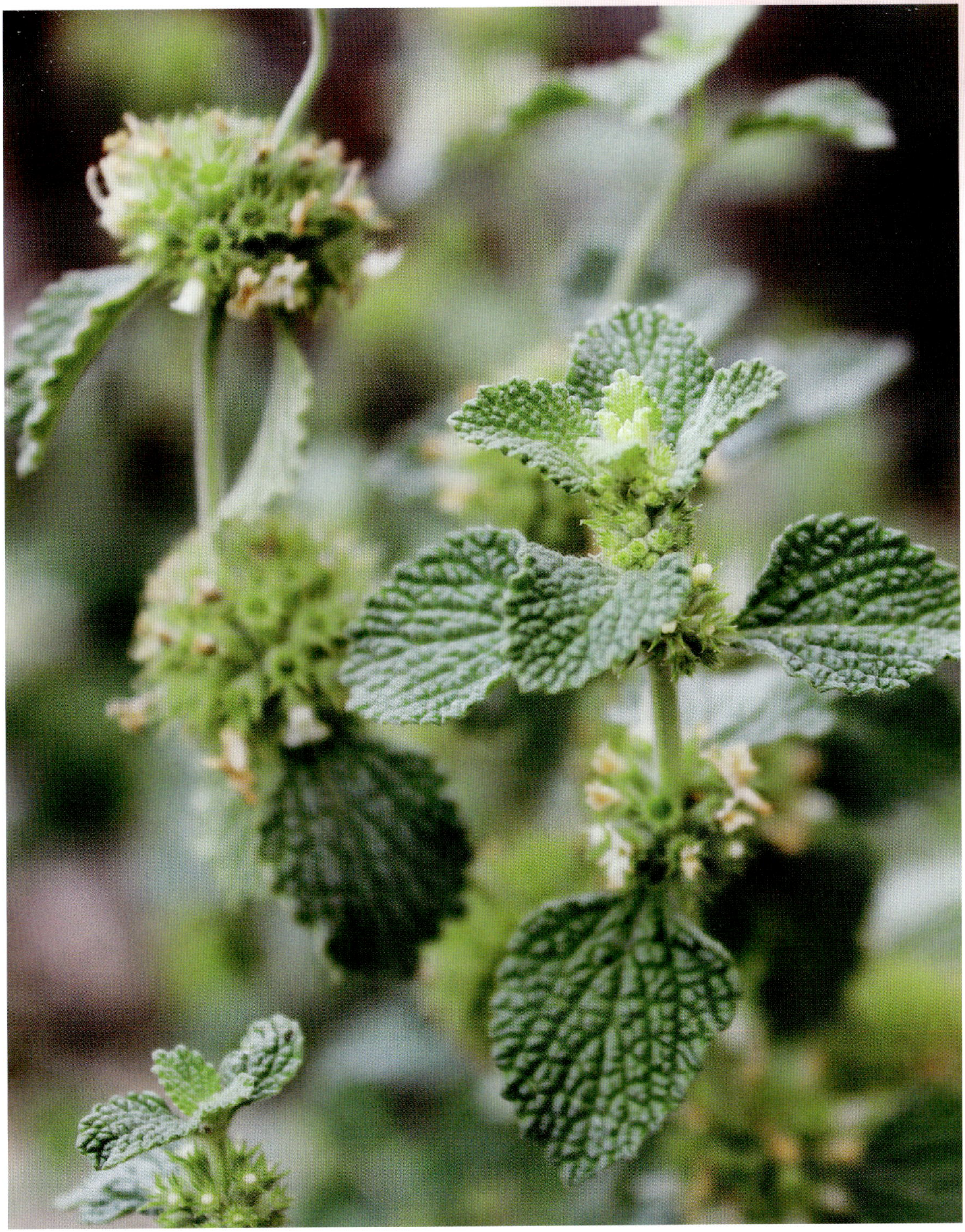

DER ECHTE ALANT - INULA HELENIUM

Vertreibt depressive Verstimmungen

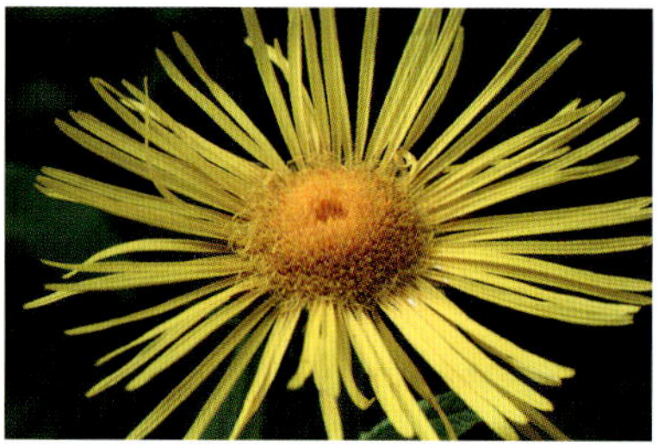

Der Alant hat eine lange Tradition in den bekannten Kräuterbüscheln. Daran kann man auch sehen, wie wichtig diese Pflanze im Volksglauben war. Im Norden von Deutschland hatte er seinen Platz in der Mitte dieses Büschels anstelle der Königskerze. Bei Unheil, ob durch Krankheit oder Unwetter, wurde mit Teilen dieses Büschels geräuchert, damit nichts Schlimmes passiert. Daher gehört der Alant zu den Schutzpflanzen. Früher nahm man seine Wurzeln auch, um gegen Mücken zu räuchern.

In der Räucherkunde werden meist seine duftenden Wurzeln verwendet. Bei einer Räucherung wirken sie reinigend und beschützend. Unser Geist wird gereinigt und vernichtet depressive Verstimmungen. Aber auch gegen Trauer werden die Wurzeln verräuchert.

Wenn wir das Gefühl haben, dass Menschen uns etwas Schlechtes wollen, kann mit dem Alant geräuchert werden, um jegliche Beschreiung und Verfluchung aufzulösen.

STANDORT & SAMMELZEIT

Der Echte Alant wächst bei uns nicht wild. Manchmal findet man ihn an feuchten Stellen ausgewildert aus Gärten. Um den Alant zu ernten, sollte er im Garten angebaut oder in Kräuterapotheken im Internet gekauft werden.

Seine Sammelzeit ist der Spätsommer, Anfang August, wenn er in seiner vollen Blüte steht. Wenn ihr die Wurzeln sammeln wollt, so solltet ihr abwarten, bis die Blüte vergangen ist, damit die Kraft in die Wurzeln zurückgeflossen ist.

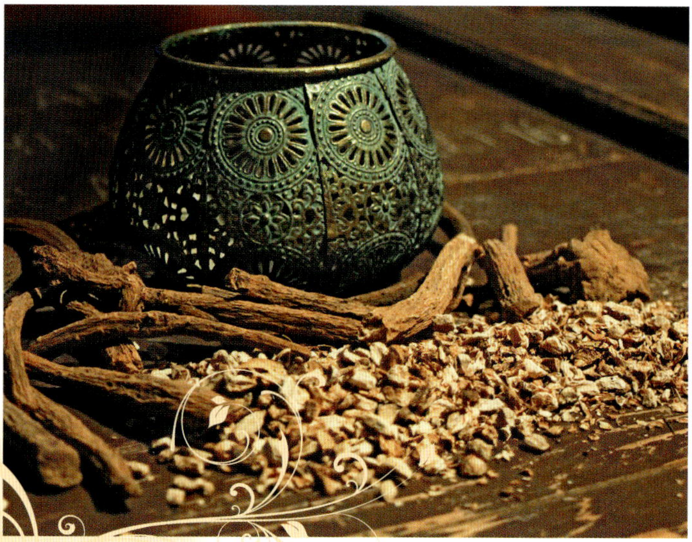

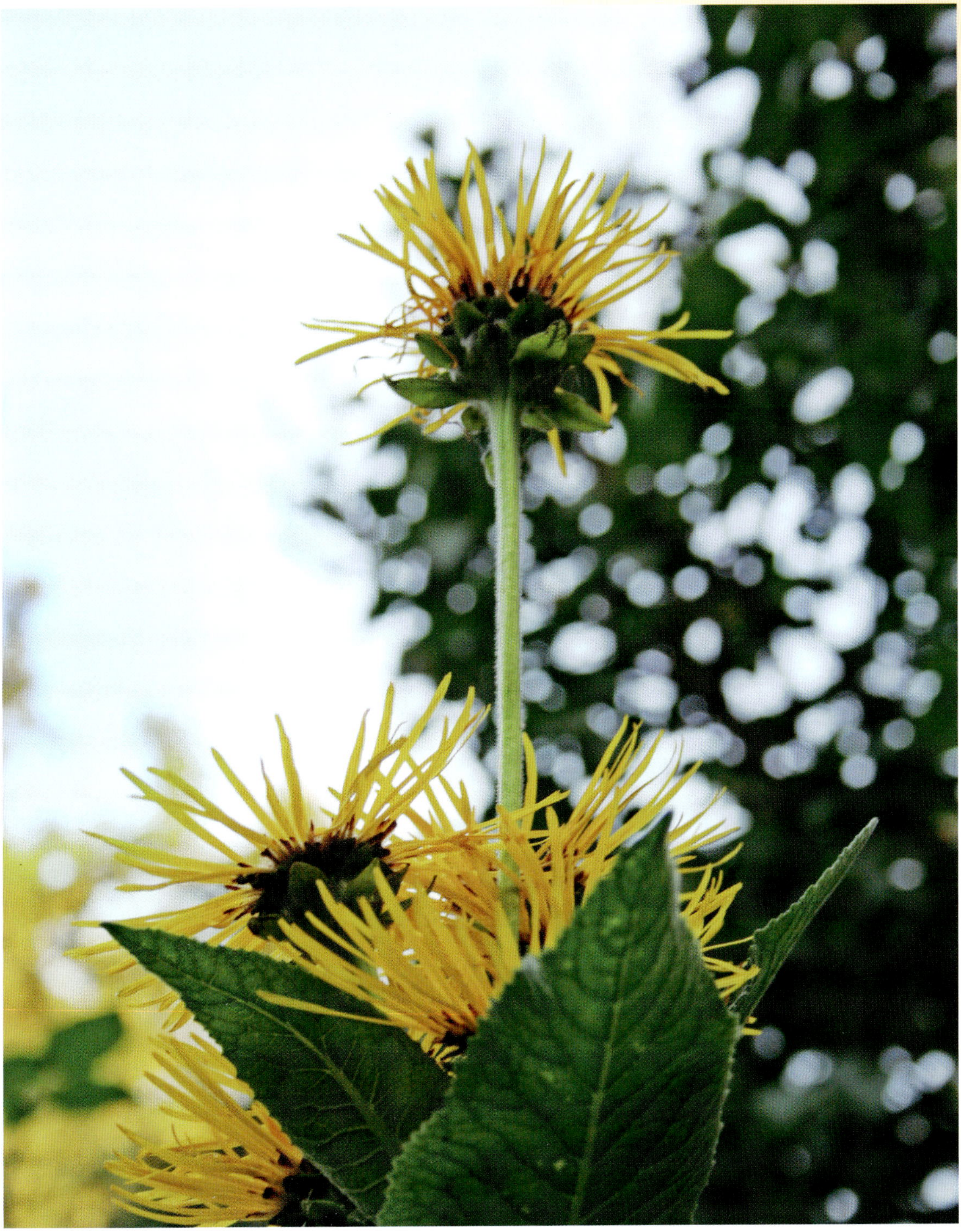

DER ECHTE BALDRIAN – VALERIANA OFFICINALIS

Ein Schutzkraut für unseren Geist

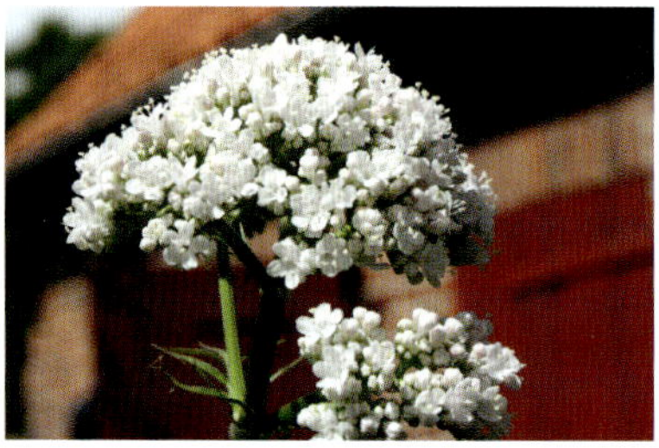

Der Baldrian hieß früher auch Hexenkraut, weil man glaubte, dass man mit ihm Verhexungen von Mensch und Vieh auflösen oder abweisen könne. Der Böse Blick und auch die Bösen Geister (negative Gedanken) fürchtete man in früheren Zeiten sehr. Eine Räucherung mit den Wurzeln löste alles in Luft auf. Man hängte auch die ganze Pflanze über die Haustüre, damit nichts Negatives ins Haus ziehen konnte.

Heutzutage ist der Baldrian dafür bekannt, dass er unsere negativen Gedanken neutralisiert und uns Ruhe und innere Einkehr schenkt. Eine wunderbare Räucherpflanze in den stürmischen Wintermonaten, in denen man öfter mit dem Winterblues zu tun hat. Baldrianwurzeln helfen uns bei Nervosität und einem stressigen Alltag. Durch ein Räucherwerk kommen wir zur Ruhe und können unsere Seele baumeln lassen, es baut mentalen Stress ab. Dafür können Baldrianwurzeln auch mit Lavendel und Hopfen gemischt werden.

Gesammelt werden meist die Wurzeln. Es können aber auch Blüten und Blätter genommen werden.

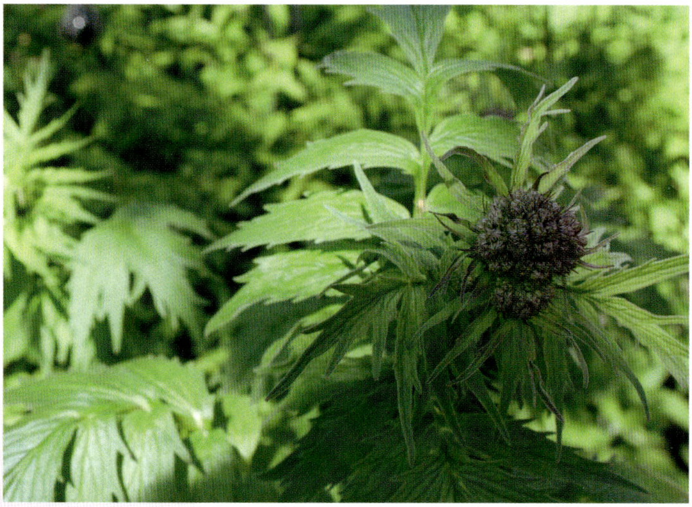

STANDORT & SAMMELZEIT

Den Echten Baldrian findet man bei uns oftmals an Bächen. Er mag es, wenn es ein wenig feucht ist. Seine Blütezeit ist von Juli bis August.

Seine Blüten werden im Sommer geerntet und seine Wurzeln erst im Herbst zur Herbst-Tag-und-Nacht-Gleiche.

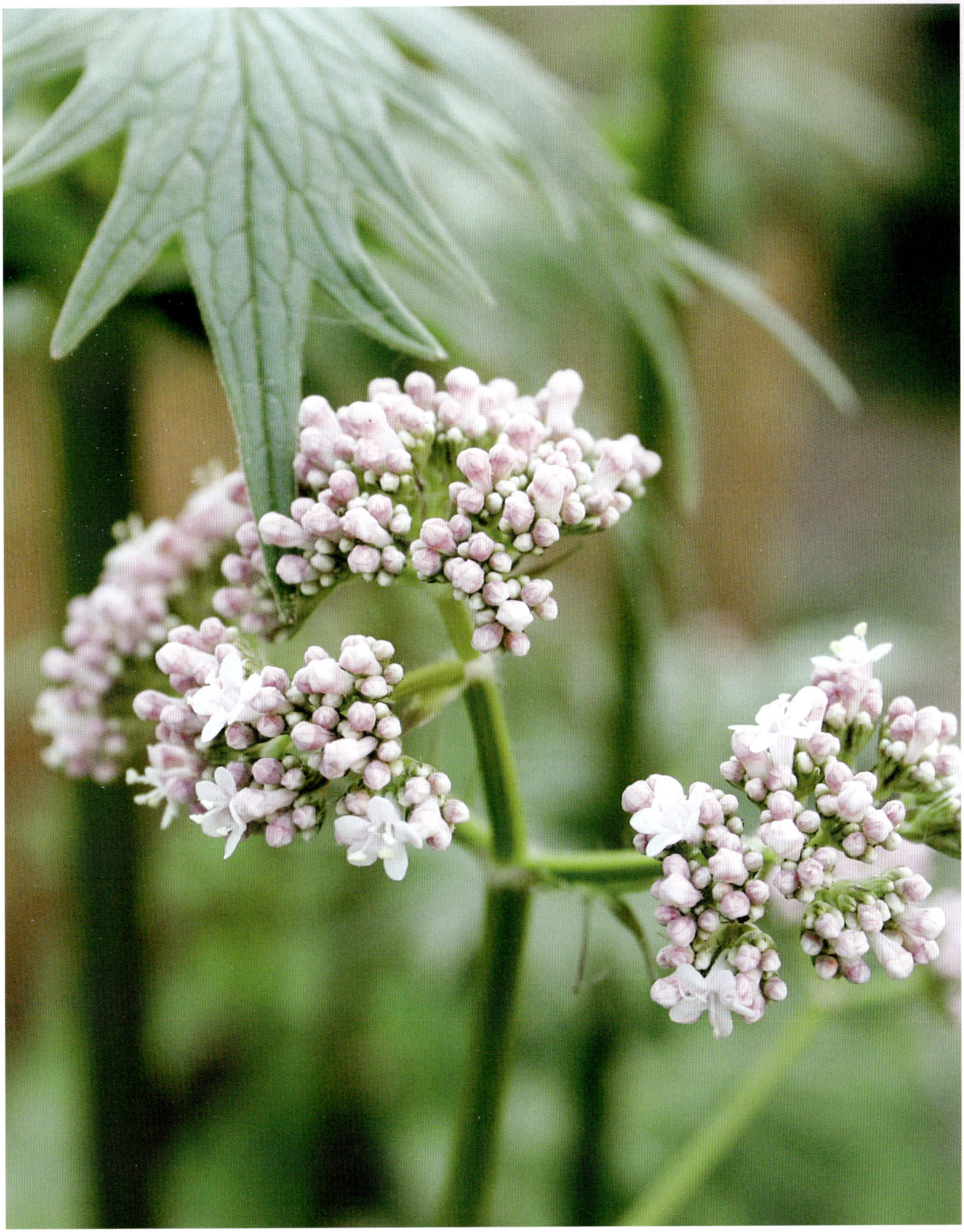

DER BEIFUSS – ARTEMISIA VULGARIS

Eine uralte Schutz- und Ritualpflanze

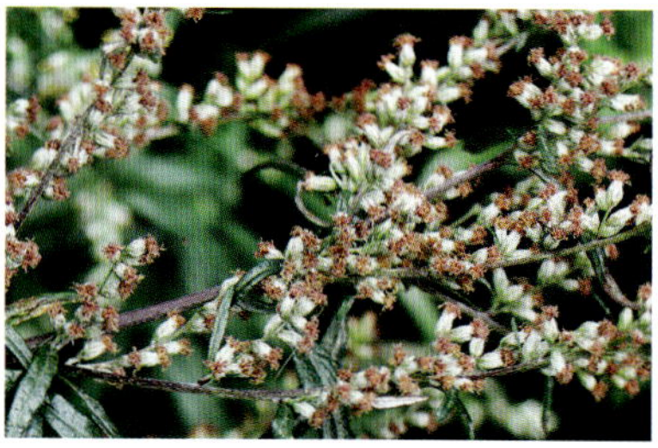

Beifuß vertreibt böse Geister. Für unsere Vorfahren war diese Wildpflanze regelrecht ein Muss. Überall wurde Beifuß getrocknet, gebunden und aufgehängt, ob gegen die Trude, gegen Krankheiten oder Unwetter. Er wurde wohl wegen seines aromatischen Duftes als eine sehr zauberwidrige Pflanze angesehen. Er soll Zuhause aufgehängt werden, um die Dämonen und den Bösen Blick abzuwenden. Desweiteren wurde er gegen angezauberte Krankheiten genommen. Am Dachfirst aufgehängt, schützte er vor Seuchen und Blitzeinschlag. In Dänemark wurde mit ihm der Teufel vertrieben. Beifuß ist auch Bestandteil im Neunkräutersegen.

Wenn unvorhersehbare Veränderungen in unser Leben kommen, gibt uns eine Beifuß-Räucherung eine kraftvolle Unterstützung. Auch beim Thema Loslassen nach einer Trennung oder dem Tod eines geliebten Menschen verspricht sie uns Schutz und Halt und hilft uns dabei, diesen Prozess besser zu bewältigen.

Das Räucherwerk erzeugt Schutz und Wärme in unserem Inneren. Beim Verbrennen verbreitet Beifuß einen stark würzigen, herben Pflanzenduft, der die Fähigkeit zum Hellsehen und Wahrsagen steigern soll. Durch seine entspannende und beruhigende Wirkung eignet er sich gut für Abendräucherungen.

Beifuß gehört auch in jede Räuchermischung gegen negative Energien bei Hausreinigungen.

Dafür werden gerne Beifuß, Weinraute, Salbei, Wacholderholz und Fichtenharz als Räucherwerk genommen.

STANDORT & SAMMELZEIT

Der Beifuß wächst eigentlich überall. Gerade an Wald- und Wegrändern findet man ihn reichlich. Wenn man ihn lässt, wird er auch von alleine in den Garten kommen. Seine Sammelzeit ist von März bis Oktober. Seine Wurzeln können natürlich das ganze Jahr über für ein Räucherwerk gesammelt werden.

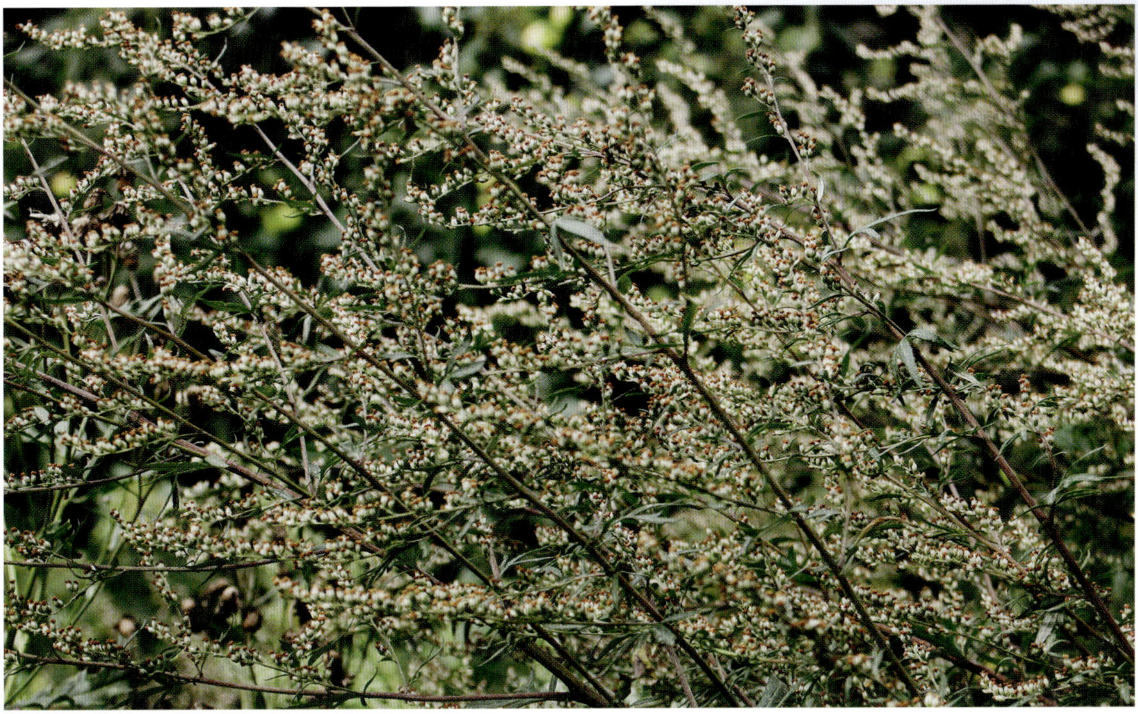

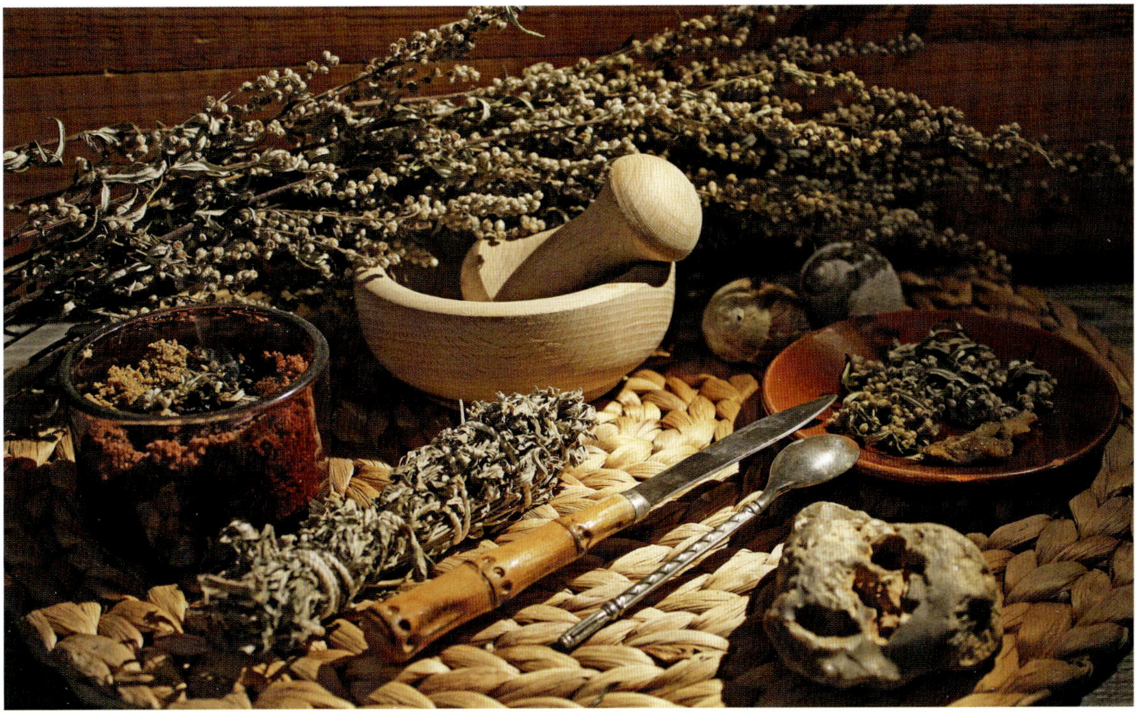

DER BEINWELL – SYMPHYTUM OFFICINALE

Unheilabwehrende Wurzeln

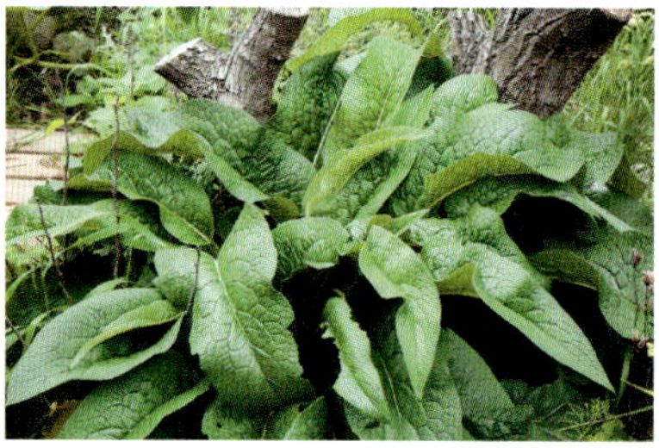

Mit Beinwell räucherte man früher Krankenzimmer aus. Dafür wurden spezielle Räucherpfannen verwendet. Es waren Pfannen mit Deckel, die im Deckel Löcher hatten, durch die der Rauch entweichen konnte.

Den Wurzeln wurden wunderbare Kräfte zugesprochen, weil sie es schafften, die Dämonen, die Krankheiten aufzulösen.

Er zeichnet sich aber auch durch seine stark abwehrende Eigenschaft aus. In damaliger Zeit und nicht nur im Mittelalter, räucherten die Menschen viel und häufig, um alles Schlechte abzuwehren: Unheil über die Familie, Krankheiten, Beschreiungen, Diebstahl und auch das Wetter, wie Blitzeinschlag, wehrten sie mit dieser Räucherung massiv ab.

In der modernen Räucherkunde nehmen wir die Blüten, Blätter und Wurzeln, um Blockaden zu lösen und Zukunftsängste zu blockieren. Auf gewollte Trance-Reisen in unser Inneres begleitet uns der Pflanzengeist sanft mit. Es stärkt unser Selbstbewusstsein und erdet uns mit Mutter Natur.

STANDORT & SAMMELZEIT

Beinwell wächst in der Natur gerne auf Wiesen und Brachgelände. Er ist überall vertreten, oft auch an Feldrändern. Für ein Räucherwerk benötigt man die Wurzeln, die nach dem Ausgraben gewaschen, zerkleinert und sehr zügig getrocknet werden müssen. Leider neigen sie zum schnellen Schimmeln. Deshalb müsst ihr nachschauen, dass sie nach der Trocknung keine Restfeuchte mehr haben. Für ein Räucherwerk könnt ihr sie das ganze Jahr über sammeln.

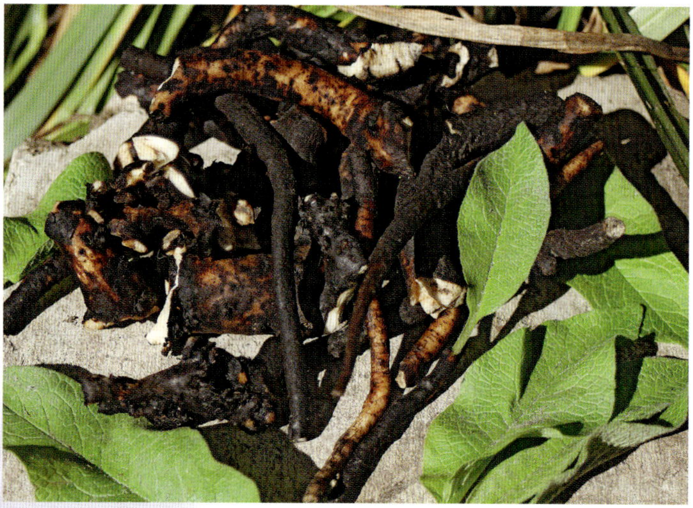

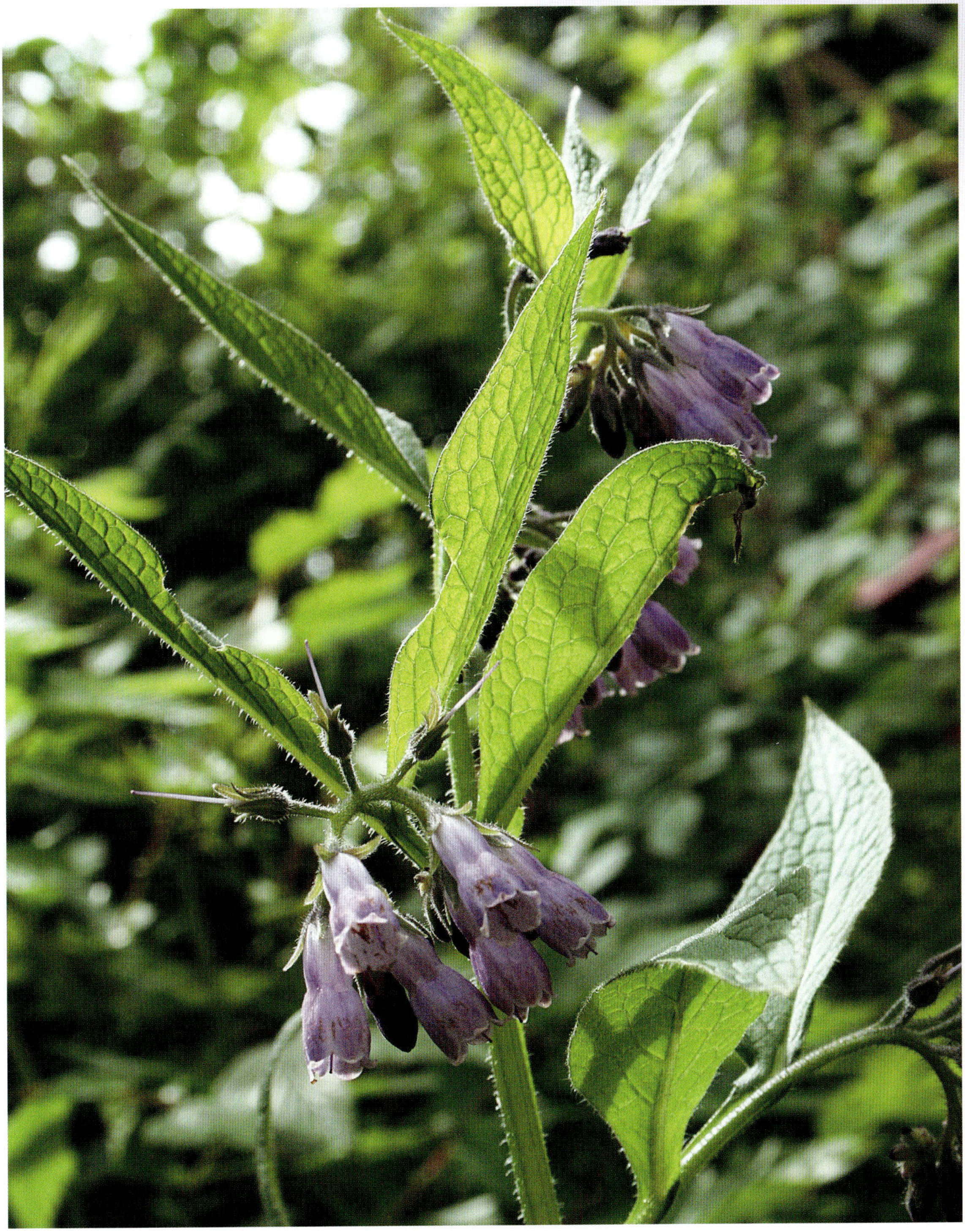

DER ECHTE DOST – ORIGANUM VULGARE

Eine alte Schutz- und Zauberpflanze

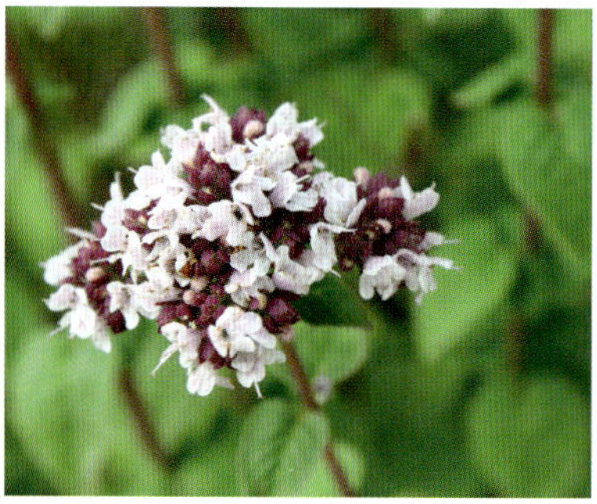

„Baldrian, Dost und Dill– kann die Hex´ nicht so wie sie will". Ein bekannter Spruch unserer Vorfahren. Denn Dost ist eine Zauberpflanze gegen Traurigkeit, Verhexung und Kraftlosigkeit. Er wurde in früheren Zeiten im Haus verteilt, um die Bewohner vor Diebstahl, Hexerei und Verzauberung zu schützen. Daher gehört diese Pflanze zu den Beruf- und Beschreikräutern, denn sie schützt vor angezauberten oder übertragenden Krankheiten und Flüchen. Auch wurde mit dem Dost Haus und Stall gegen das Verhexen ausgeräuchert.

Wenn man einem traurigen Menschen diese Pflanze verabreicht, wird er wieder fröhlich. Im Kräuterbüschel hat er einen großen Stellenwert. Im Malefizpulver (ein Pulver gegen jeglichen Schaden, siehe Seite 44) unserer Vorfahren durfte diese Pflanze nicht fehlen. Nach altem Volksglauben hat er einen starken Pflanzengeist.

Das Räuchern dieser Wildpflanze bewirkt beim Menschen, dass er emotional nicht angreifbar ist. Es stärkt die ICH-Kraft. Um eine Räucherung mit dem Dost zu verstärken, kann vor der Zeremonie ein Oreganowein getrunken werden.

Dazu mischt man 1 Liter Rotwein mit 70 g Dostblüten und lässt dies geschlossen für 2 Wochen ziehen.

STANDORT & SAMMELZEIT

Wer den Dost in der Natur sammeln möchte, der sollte an Feldrändern oder auch in Sandgruben schauen. Dort wächst er meist reichlich. Der Dost kann von Juni bis in den Herbst hinein gesammelt und kopfüber gebündelt getrocknet werden.

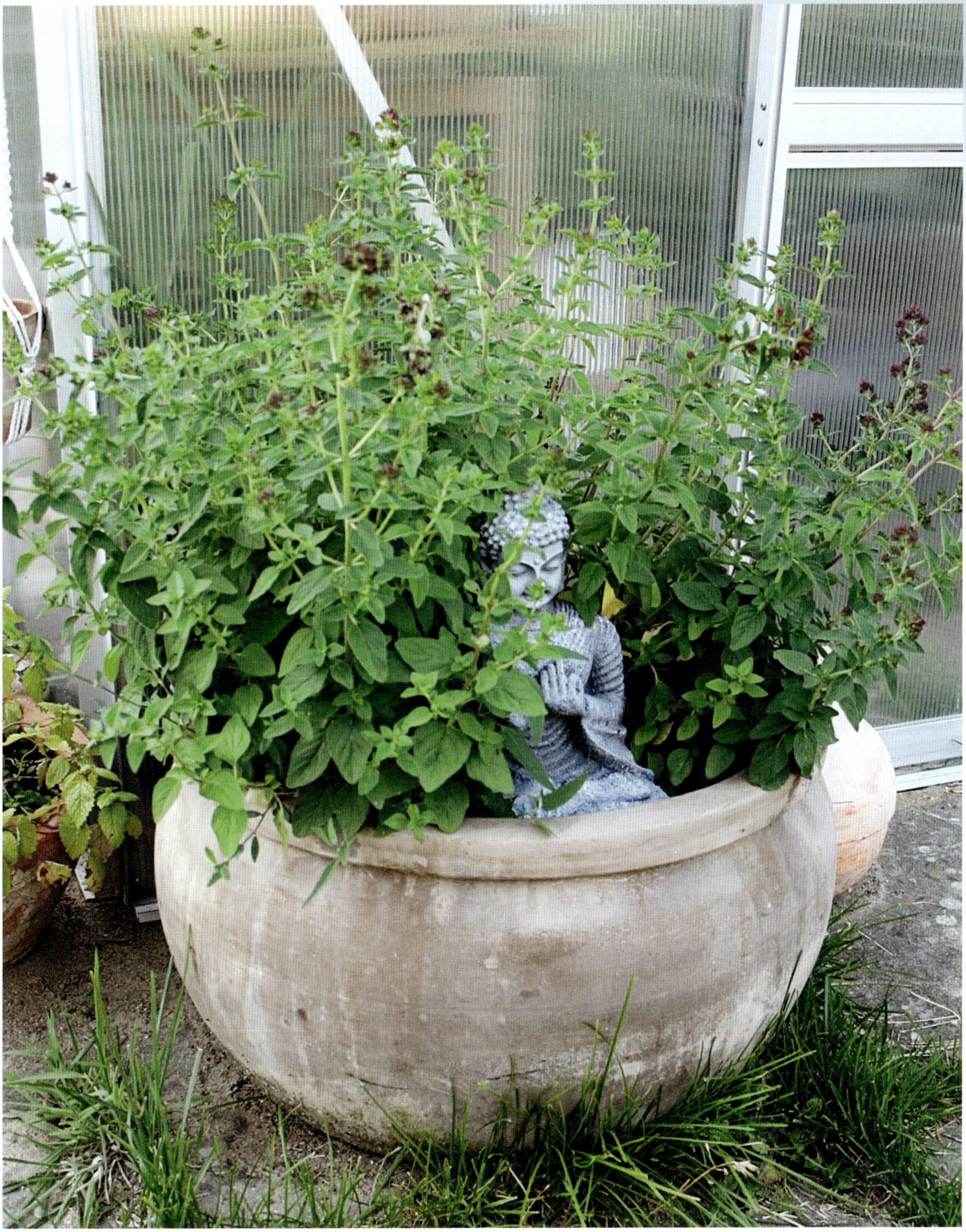

DIE ENGELWURZ – ANGELICA ARCHANGELICA

Zurück zu unseren Wurzeln

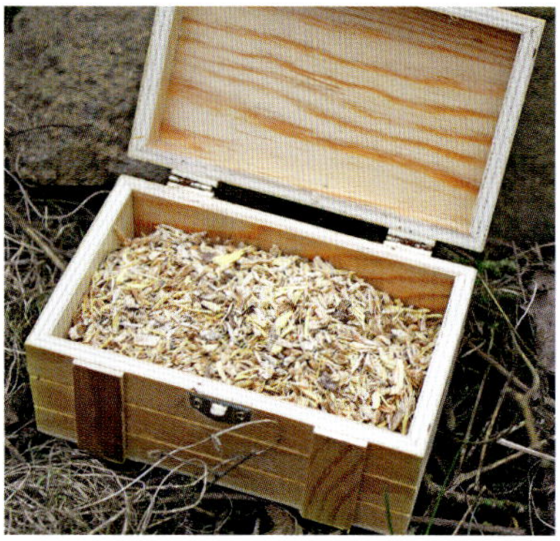

Gerade gegen Schwarze Magie erreicht die Engelwurz ihr höchstes Schutzpotenzial. Alte Häuser werden mit ihr immer noch ausgeräuchert und erhalten dadurch ihre positiven Energien zurück. Daher sind diese Wurzeln ein Muss in jeder Austreibungs- und Schutzräucherung. Um Visionen zu bekommen, verräucherte man die Wurzeln alleine.

Mit Engelwurzwurzel wurde gerne zur Wintermitte und Samhain verräuchert. Ihr Pflanzengeist gibt uns Wärme und Schutz in diesen Jahreszeiten der Übergänge. In diesen Zeiten wurde sie auch gegen Krankheiten jeglicher Art geräuchert. Dafür wurden die Wurzeln in einer Räucherpfanne verräuchert, mit der man schwenkend durch die Räume ging. Auch gegen den Bösen Blick und Bösen Zauber wurde mit der Engelwurz geräuchert. Auch hängte man Kindern die getrockneten Wurzeln als Kette um den Hals, um sie zu schützen.

Die Engelwurz gibt uns Kraft, zurück zu unseren Wurzeln zu finden und auch Selbstvertrauen zu schöpfen, was gerade bei neuen Unternehmungen im Leben wichtig ist.

Wenn wir einen Wunsch an unsere Ahnen richten möchten, sollten wir mit den Wurzeln der Engelwurz räuchern. Denn laut altem Glauben öffnen sie uns die Tür zur Anderswelt. Wenn ihr die Wurzeln selbst sammeln geht, so beachtet bitte, dass ihr sie zügig trocknet, weil sie anfällig für Insektenfraß sind.

Die Engelwurzwurzeln duften sehr eigentümlich. Seit jeher war die Engelwurz Bestandteil in jeder Schutzräucherung.

Für eine solche Schutzräucherung eignet sich als Räuchermischung Engelwurzwurzeln, Wacholder und Dost.

STANDORT & SAMMELZEIT

Die Engelwurz findet man an feuchten Wegesrändern oder Wiesen. Ihre Sammelzeit ist von April bis Oktober. Es können Samen, Wurzeln oder auch die Blätter gesammelt und getrocknet werden.

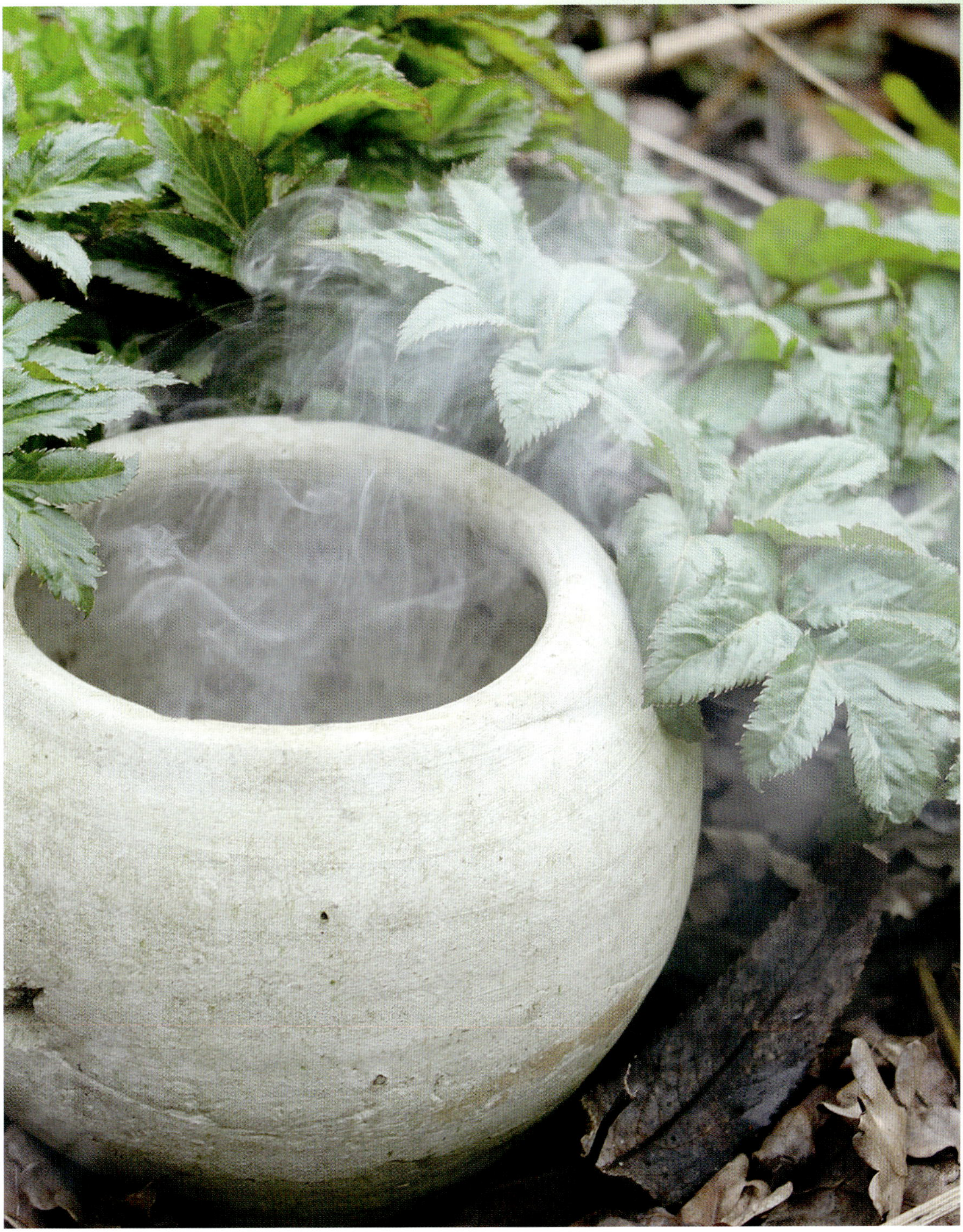

DER ERDRAUCH – FUMARIA OFFICINALIS

Kontaktaufnahme mit den Ahnen

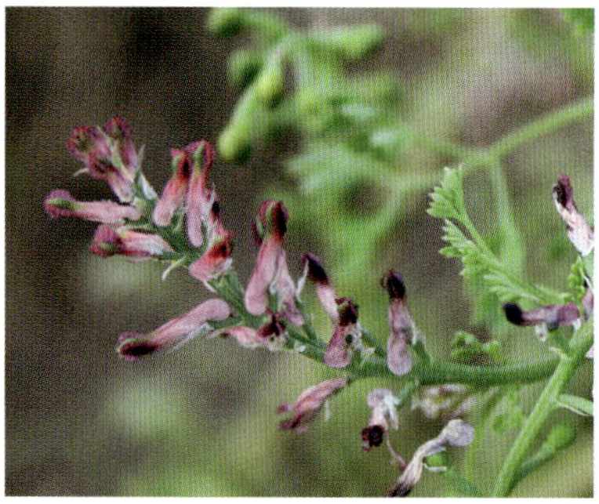

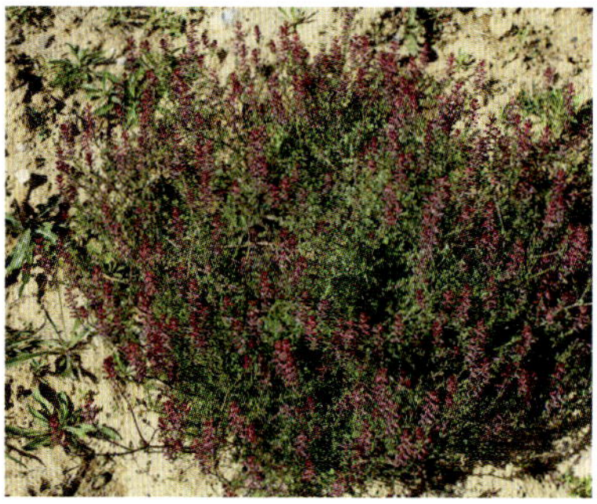

STANDORT & SAMMELZEIT

Der Erdrauch liebt sandigen Boden. Daher findet man ihn auch gerne in oder an Sandgruben, aber auch an Wegesrändern, wo man ihn bodennah abschneidet. Er wird im Ganzen getrocknet und für ein Räucherwerk zerkleinert.

Erdrauch räuchert man schon sehr lange, bereits die Germanen und Kelten haben mit dieser wunderbaren Pflanze geräuchert. Der Erdrauch wurde auch Elfenrauch genannt und war damals bereits ein begehrtes Räuchermittel. Die weisen Frauen und Zauberer dieser Völker verwendeten den Erdrauch, um mit den Ahnen Kontakt aufzunehmen. Es heißt auch, dass die Räucherung mit Erdrauch unsichtbar mache.

Das bedeutet aber nicht, dass man dich nicht mehr sehen wird, sondern dass du eine Art Schutzschild um dich herum baust und die Menschen oder negativen Energien, die dir Schaden wollen, das Interesse an dir verlieren. So sei man geschützt vor Hexen und Dämonen.

In früheren Zeiten räucherte man ihn, um böse Geister auszutreiben. Dafür wurde der Erdrauch in Klostergärten angebaut, damit die Exorzisten der Kirche diese Räucherpflanze immer zur Hand hatten. Man könnte ihn mit der Weinraute vergleichen. Denn auch diese Pflanze spielte im Exorzismus eine große Rolle. Mit ihr wird speziell gegen den Bösen Blick geräuchert.

Dafür müssen nach der Räucherzeremonie die Fenster des Zimmers weit geöffnet werden, damit der Rauch nach draußen befördert werden kann.

Dieses Räucherwerk spendet uns Hilfe gegen Energievampire. Wenn wir das Gefühl haben, von jemandem ausgelaugt zu werden und merken, dass wir zu viel geben, ohne zu hinterfragen, dann hilft uns eine Erdrauch-Räucherung, um wieder den goldenen Mittelweg zu finden.

Der Pflanzengeist des Erdrauchs zeigt uns dabei, auch wieder NEIN zu sagen.

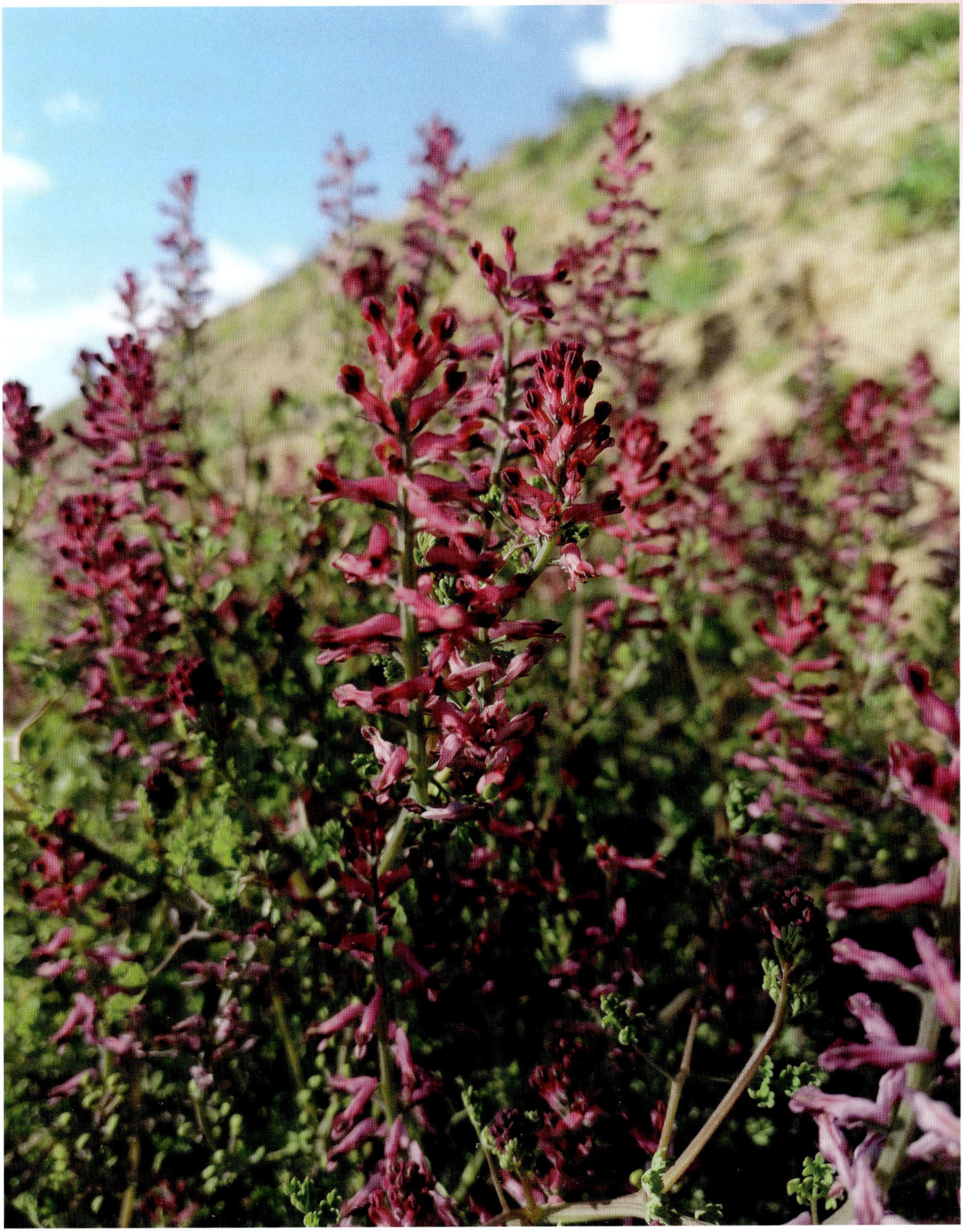

DER WILDE FENCHEL – FOENICULUM VULGARE VAR. VULGARE

Durchbricht das Gefühl der Einsamkeit

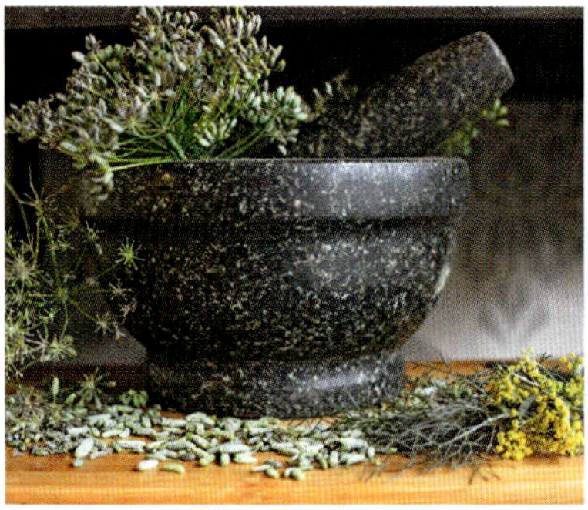

Mit Fenchel räucherte man früher, um böse Geister und negative Energien von Haus und Hof fernzuhalten. Menschen, die den Bösen Blick angehext bekommen hatten, wurden durch eine Beräucherung mit Fenchel enthext. Viele Kräuter, die sehr intensiv duften, wurden in früheren Zeiten dazu verwendet, um alles Schlechte zu vertreiben. Das hatte wohl mit dem starken Geruch der jeweiligen Pflanze zu tun.

Auch zum Enthexen wurde der Fenchel genommen. Wenn jemand verhext wurde, also ewig krank oder vom Pech verfolgt war, wurde diese Person mit Fenchel enthext, zum Beispiel, indem sie in Fenchel baden musste. Alles, was an ihr angehext war, ging in das Badewasser und man goss es samt Badewasser weg. So war die Person befreit. Auch wurden die verhexten und verzauberten Personen mit Fenchel abgeräuchert.

Mit Fenchel zu räuchern, spendet uns das Gefühl, die Einsamkeit zu durchbrechen und in uns hineinzuschauen. Einsamkeit und Rückzug kommen meist durch nicht lösbare und angestaute Emotionen, die eine Fenchelräucherung löst. Sein Pflanzengeist hilft uns, unsere Gefühle besser einzuordnen und zu verarbeiten. Er ordnet unsere Gefühle und wirkt stabilisierend. Wir verlieren dadurch unsere Nervosität und sehen manche Dinge mit anderen Augen. Wir können dadurch tief durchatmen und uns aufs Wesentliche konzentrieren.

Eine Fenchelräucherung verströmt einen süßlichen und erdigen Duft. Es werden die getrockneten Samen, Blüten und/oder auch die Blätter genommen. Fenchel lässt sich sehr gut mit Huflattich, Gundermann und Lavendel zu einem Räucherwerk mischen. Die Samen können vor dem Räuchern ein wenig angestoßen werden. Alles andere wird zerkleinert.

STANDORT & SAMMELZEIT

Der Wilde Fenchel gehört zu den Doldenblütlern, unter denen es sehr viele giftige Pflanzen gibt. Daher sollten wir den Fenchel aus dem eigenen Garten oder aus einer Topfkultur ernten. Seine Blüten werden im Sommer geerntet, seine Samen im Herbst. Die Fenchelblüten können zum Trocknen ausgelegt oder aufgehängt werden. Die Samen werden in einem kleinen länglichen Behälter ausgebreitet.

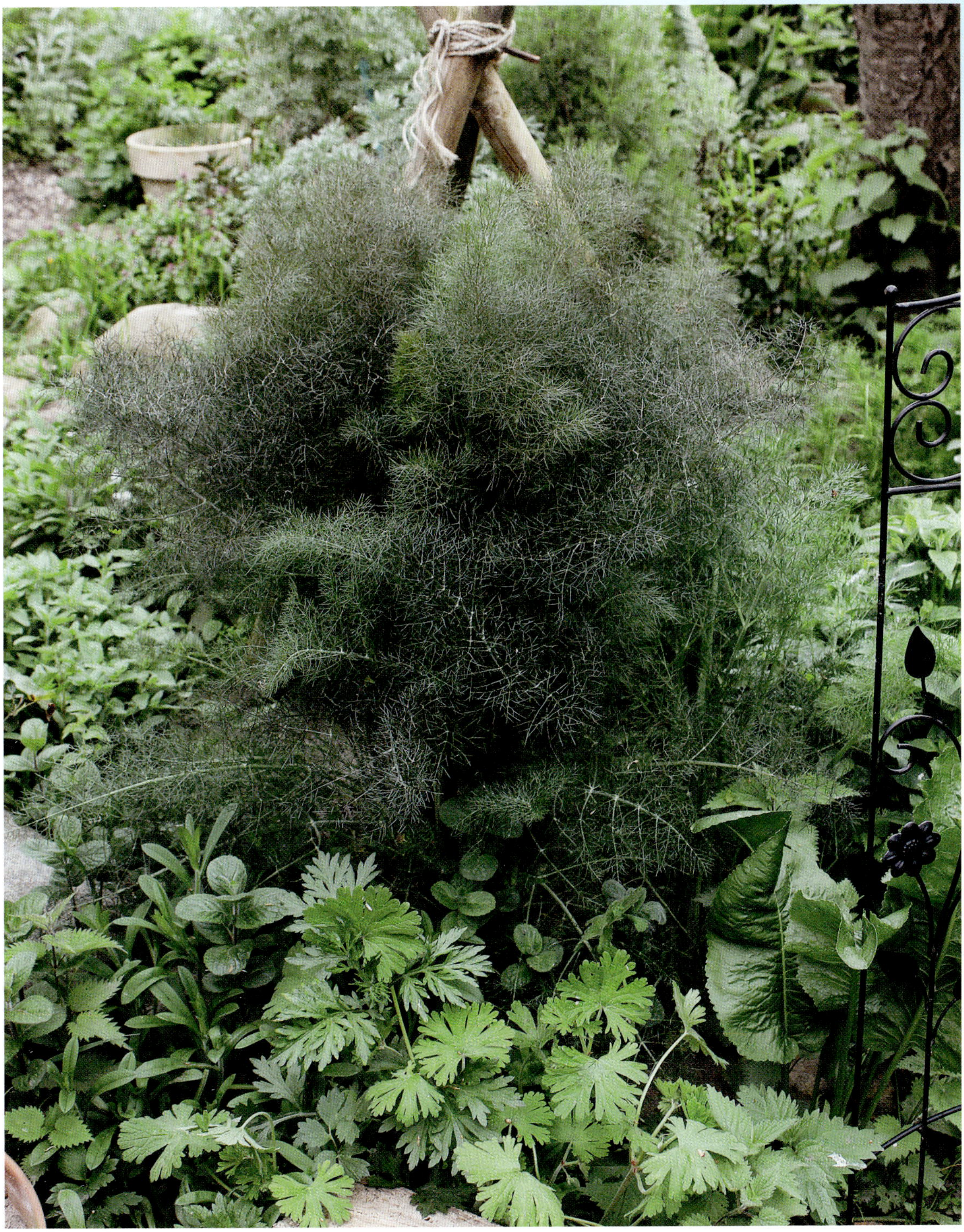

DER FRAUENMANTEL ALCHEMILLA VULGARIS

Ganz im Zeichen der Frau

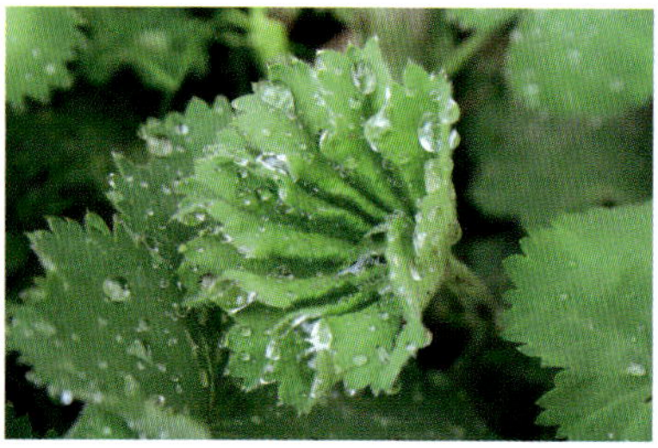

In der Räucherkunde ist es bekannt, dass sich Naturgeister im Frauenmantel befinden, die seinen Pflanzengeist massiv unterstützen. Im heidnischen Gauben war die Pflanze der Göttin Frigg geweiht, eine germanische Göttin, die als Beschützerin von Mutterschaft und Ehe und Hüterin des Herdfeuers und Haushalts galt.

Der Frauenmantel gehört auch in den Kräuterbüschel, mit dem bei Krankheit oder gegen Blitzeinschlag geräuchert wurde. Zu diesen Zwecken wurde er mit einem Kräutersegen gesammelt. Im Neunerlei-Glauben hat er auch einen festen Platz.

Der Frauenmantel wurde von unseren Vorfahren als Räucherung gegen die Kopfgicht verwendet. Dies waren Kopfschmerzen verschiedener Art.

Frauenmantel räuchert man in erster Linie für die Frau. Er kann aber auch gut für Männer sein, die zu viel Aggressivität in sich haben. Dieses Räucherwerk beruhigt und wir sehen alles mit einer Gelassenheit. Es tröstet uns, wenn wir uns eine Schwangerschaft wünschen, sie uns aber nicht erfüllt wird.

Auch bei einer Fehlgeburt gibt uns Frauen der Pflanzengeist des Frauenmantels Trost und berührt unsere Seele. Dieser wärmende Trost lässt uns nicht verzweifeln und gibt uns Hoffnung, wo wir vielleicht schon aufgegeben hätten. Wir werden uns nach diesem Räucherwerk erleichtert, frei von Trauer und Schuld fühlen.

Getrockneter Frauenmantel kann mit der Schafgarbe, Ringelblume und der Goldrute zu einem Räucherwerk gemischt werden.

STANDORT & SAMMELZEIT

Der Frauenmantel wächst gerne auf Wiesen und niedrigen Gebüschen. Seine Sammelzeit ist von Juni bis August. Für ein Räucherwerk können die Blätter und Blüten genommen werden. Sie werden zum Trocknen einzeln ausgelegt.

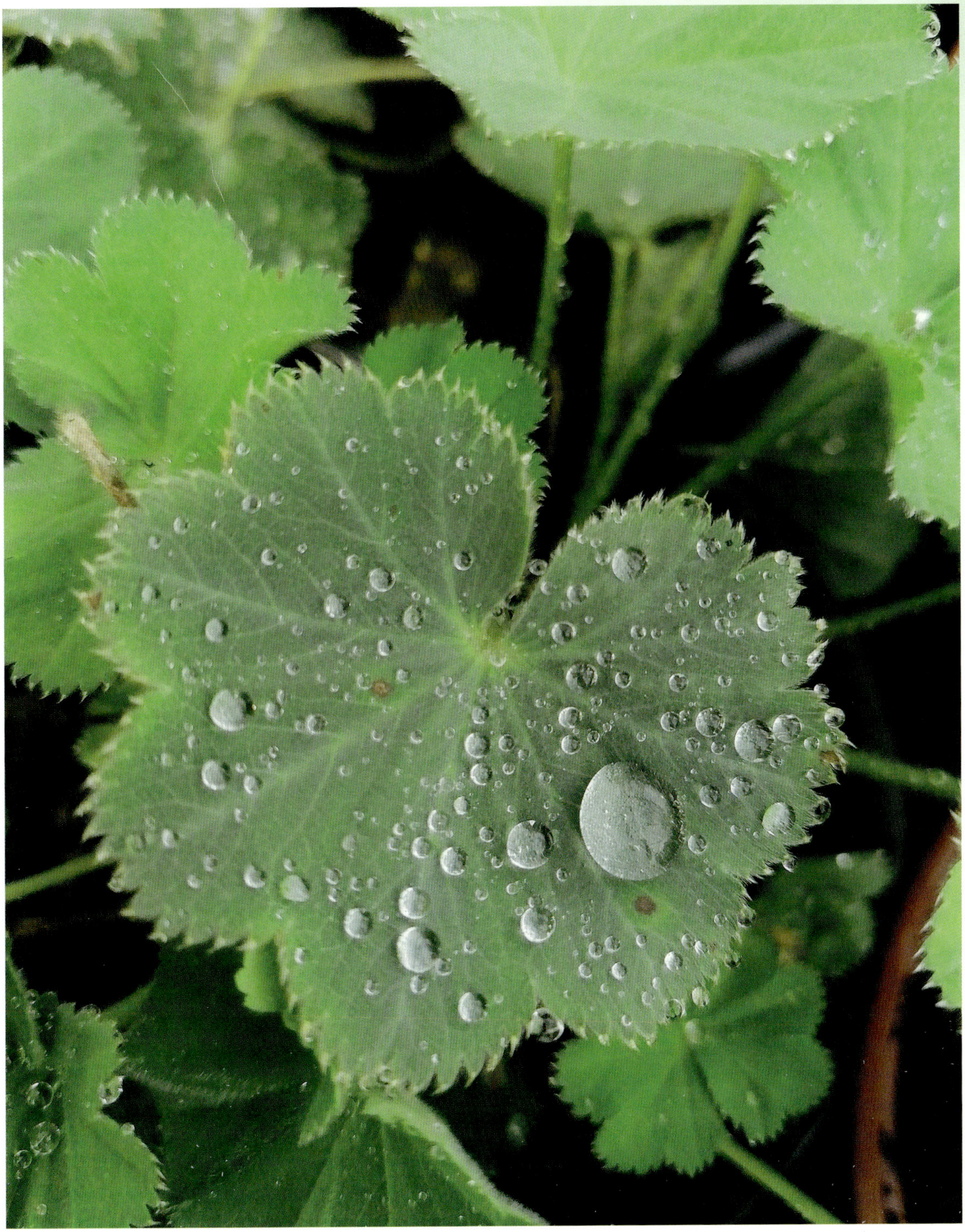

DIE GOLDRUTE – SOLIDAGO VIRGAUREA

Schenkt uns Licht und Liebe

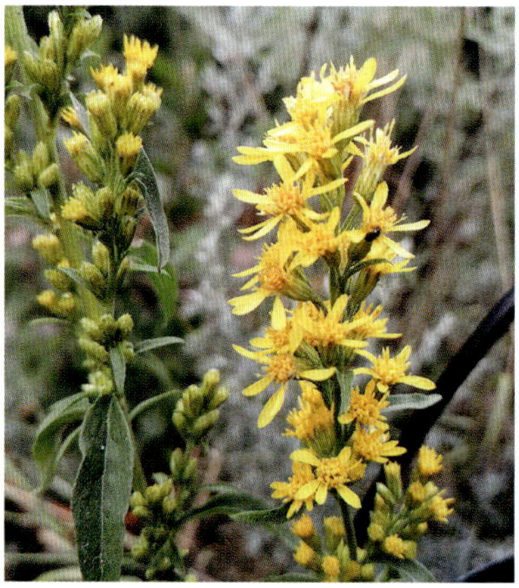

Die europäische Goldrute haben schon die alten Germanen verräuchert. Im 17. Jahrhundert war es beliebt, mit dieser Pflanze gegen Dämonen (Krankheiten) zu räuchern, meist bei Krankheiten, die sich auf andere Menschen übertrugen.

Eine Goldruten-Räucherung macht man, um negative Energien aus Räumen fernzuhalten. Da sie durch ihre gelbe Farbe zu den Sonnenkräutern zählt, schenkt sie Licht und wärmende Energien. Dadurch wird unser Selbstbewusstsein gestärkt. Bei Partnerschaftsproblemen kommt uns diese Räucherung zu Hilfe, um wieder klar denken zu können und sich aus festgefahrenen Problemen langsam zu lösen.

Meine persönliche Erfahrung ist, dass mit der Goldrute sehr gut Dankbarkeits-Räucherungen vollzogen werden können. Wenn zum Beispiel eine Prüfung bestanden, eine Krankheit besiegt wurde oder einfach etwas passiert ist, wofür man dankbar ist. Denn das Wort Goldrute, entstand im Volksglauben und bedeutet: Eine Rute, die dir das Gold zeigt. Mit Gold ist aber nicht das Gold gemeint, sondern der richtige Weg oder eben Glück. Wenn man den richtigen Weg gefunden oder auch massives Glück erfahren hat, sollte Dankbarkeit in Form einer Räucherung gezeigt werden. Auch in Räucherzeremonien, die zu Weissagung und Geldzauber vollzogen werden, leistet die Goldrute gute Dienste.

Goldruten zu räuchern duftet ein wenig nach Honig. Für eine Räucherung mit der Goldrute könnt ihr Johanniskraut, Ringelblumen, Bernstein und/oder Beifußwurzeln zu einem Räucherwerk vermischen. Die Räucherzutaten werden vor dem Räuchern getrocknet. Ihr könnt die europäische und auch die amerikanische Goldrute verwenden, wobei die europäische authentischer ist. Zum Räuchern wird das blühende Kraut gesammelt, also Blüten, Stängel und Blätter.

STANDORT & SAMMELZEIT

Die Goldrute wächst gerne in alten Sandgruben und auf Brachgelände. Ihre Sammelzeit ist von Juli bis September. Handbreit wird sie im Ganzen geerntet und kopfüber zum Trocknen aufgehängt.

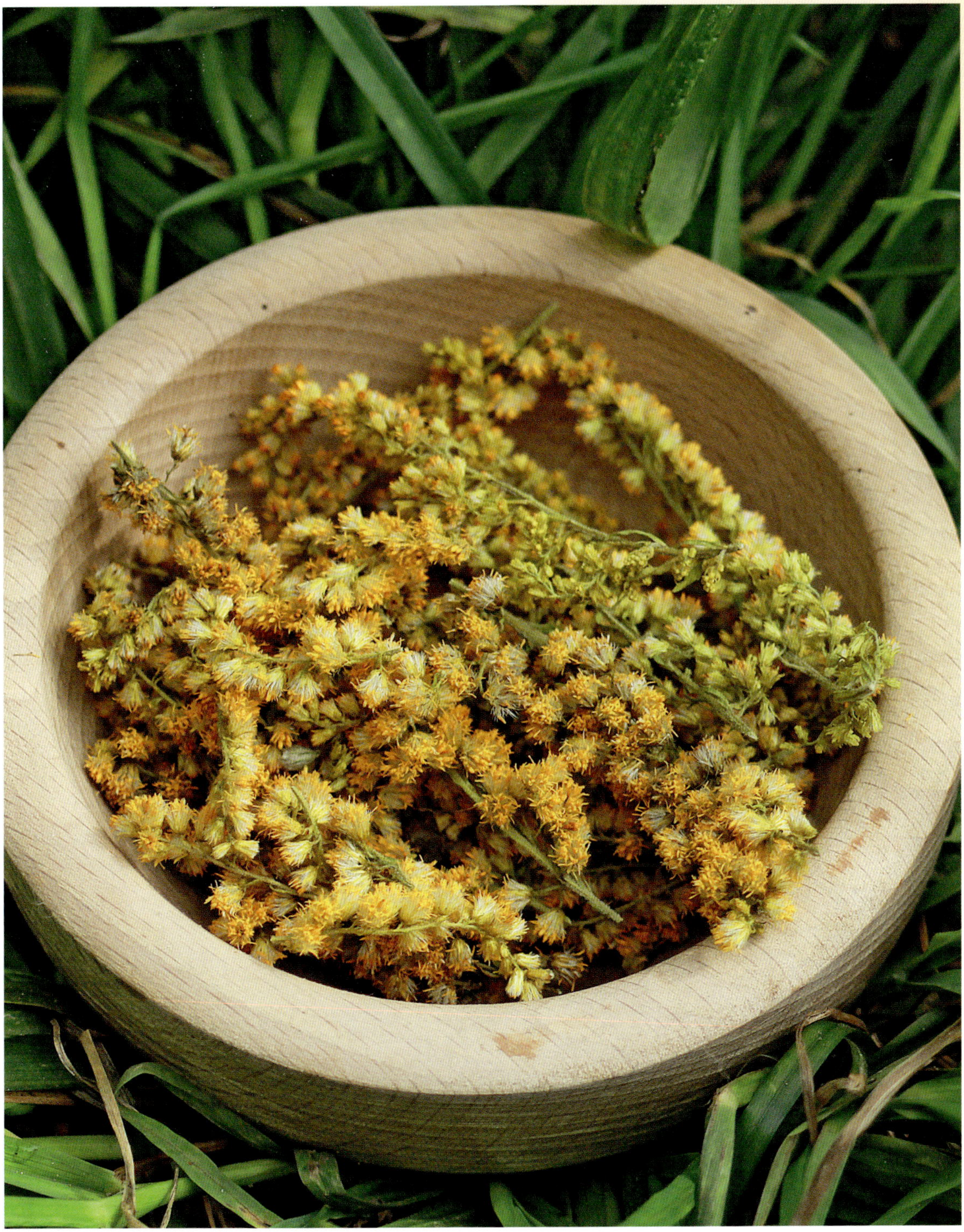

DER GUNDERMANN – GLECHOMA HEDERACEA

Hält Zwischenmenschliches zusammen

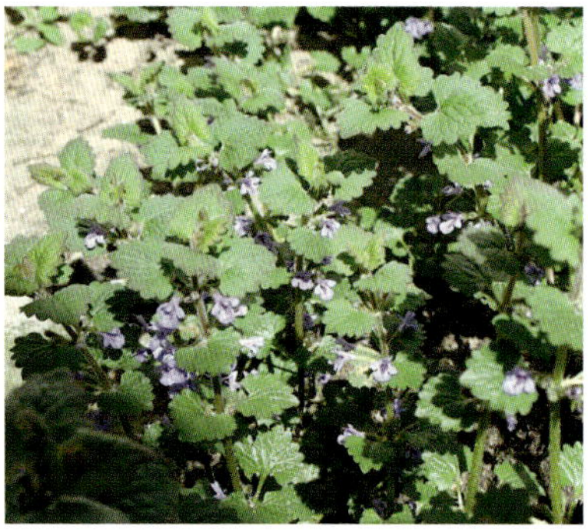

Schon die Germanen räucherten den Gundermann, um Haus und Hof zusammenzuhalten und Schutz zu bekommen. Früher setzte man sich Kränze des Gundermanns auf den Kopf, um Hexen und schlechte Menschen zu erkennen. Dieser Brauch war in der Walpurgisnacht weit verbreitet.

Er war eine heilkräftige und zauberwidrige Pflanze des Volksglaubens. In Viehställen verräucherte man ihn früher sehr viel, um das Vieh vor dem Behexen zu schützen. Um mit dem Gundermann zu räuchern, nehmt ihr die getrockneten Stiele, Blätter und Blüten. Er hat einen erdigen und sehr angenehmen Räucherduft. Dieses Wildkraut wird manchmal auch Gundelrebe genannt, was zeigt, dass man beide geschlechtlichen Eigenarten in dieser Pflanze sehen kann. Getrockneter Gundermann harmoniert wundervoll mit der Engelwurz, Efeu und etwas Lärchenharz zu einem weissagenden Räucherwerk.

Mit Gundermann zu räuchern, hält zwischenmenschliche Beziehungen stark zusammen, wie zum Beispiel die Familie und auch wichtige Freundschaften. Diese Räucherung wirkt stark schadabwehrend und gibt guten Energien die Chance, ihre Wirkung auf uns zu entfalten. Eine Gundermann-Räucherung verleiht uns Hellsichtigkeit, sodass wir unserer Intuition freien Lauf lassen können, aber auch, Gefahren und Schaden durch andere Menschen vorher abwenden können, ohne dass sie uns mit voller Wucht treffen. Wenn ihr schon im Vorfeld eine Vorahnung habt, so glaubt eurem Bauchgefühl, dass es auch so ist und kommen wird. Mentale Hoffnungslosigkeit löst sich in dieser Räucherung vollkommen auf und wir schöpfen neuen Mut und Urvertrauen.

Dieses Räucherwerk hebt unseren Geist auf eine Ebene, die uns die Weissagung verleiht. Mit dem Gundermann als Räucherung entwickeln wir Instinkte, die uns zeigen, wer es schlecht mit uns meint.

Unsere Intuition, unser Bauchgefühl baut sich auf, bis wir uns bewusst werden und wir uns darauf verlassen.

STANDORT & SAMMELZEIT

Der Gundermann ist eine Kriechpflanze mit kleinen lilablauen Blüten. Sein Lieblingsstandort ist direkt im Gebüsch, dort werdet ihr ihn finden. Gesammelt wird er fast das ganze Jahr hindurch, außer in der Winterzeit.

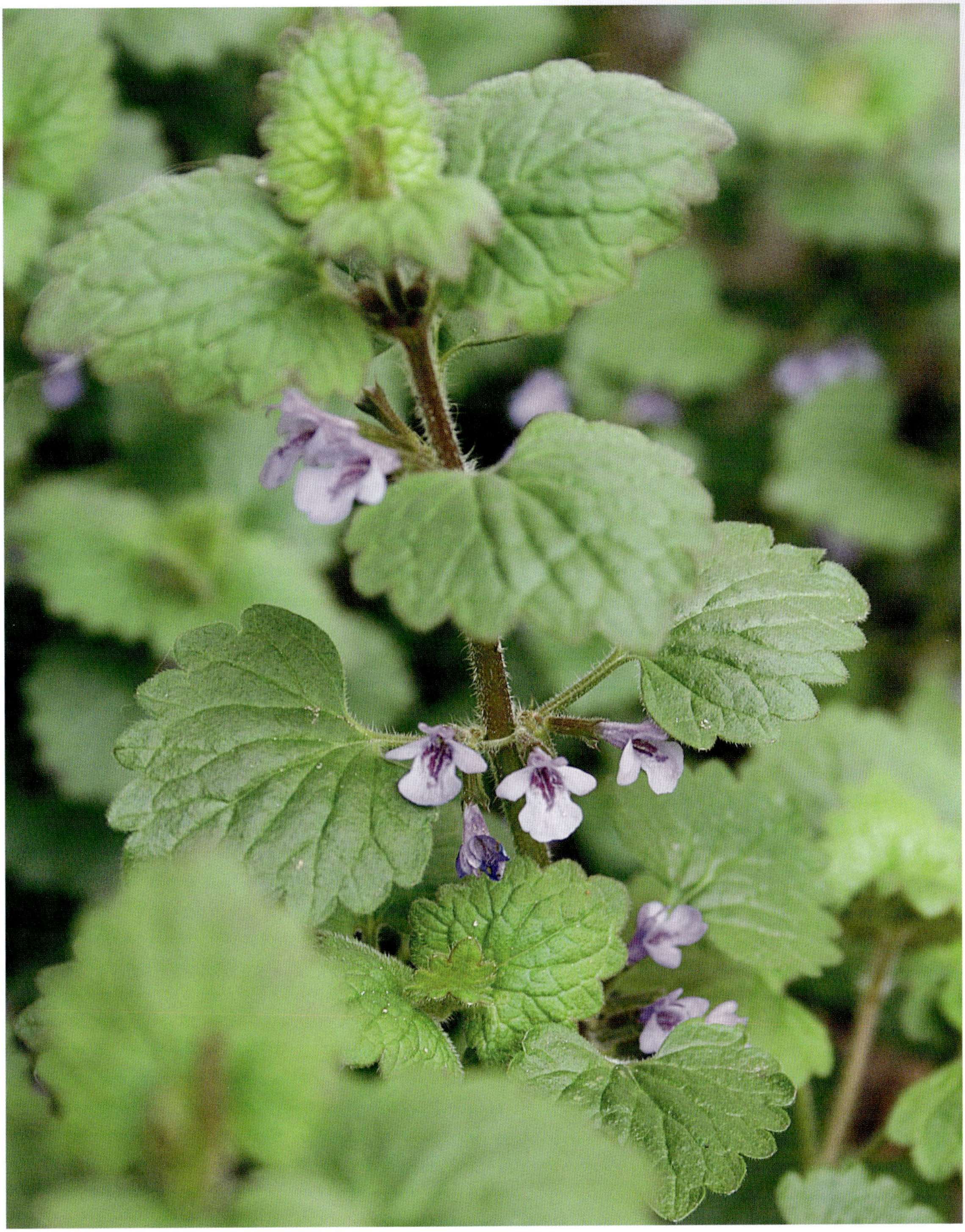

DER WILDE HOPFEN – HUMULUS LUPULUS

Für den Neubeginn und ruhigen Schlaf

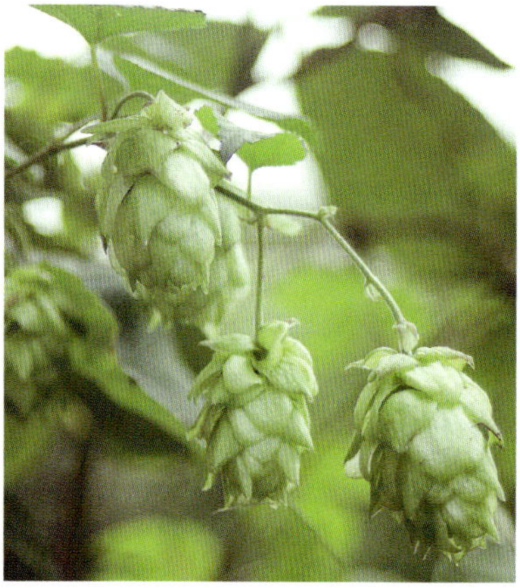

Mit Hopfen zu räuchern ist weniger bekannt. Die Räucherung gibt uns in mutlosen Lebensphasen wieder Kraft für einen Neubeginn und es werden Probleme nicht mehr als so schlimm angesehen. Bei einer Übererregbarkeit und dem Gefühl, dass alles zu viel wird, hilft der Hopfen, um innere Ruhe zu erlangen. Die Räucherung beruhigt unsere Nerven und dadurch kommen wir zu unserem wohlverdienten Schlaf.

Man sollte immer dann mit Hopfen räuchern, wenn Körper und Geist nur noch in Stress und Hektik sind und wir dadurch nicht mehr abschalten können. Auch bei Streitereien zwischen Partnern leistet eine Hopfen-Räucherung gute Dienste. Sie macht die erhitzten Gemüter ruhig.

Für einen ruhigen Schlaf ohne Albträume eignet sich eine Hopfenräucherung vorm Schlafengehen im Schlafzimmer. Um seine Wirkung noch zu verstärken, kann ein kleiner Kissenbezug mit Hopfenzapfen gefüllt werden. Sein Pflanzengeist wird uns einen ruhigen Schlaf geben.

Getrocknete Hopfenzapfen eignen sich gut in einer Räuchermischung mit Lavendel und Rosenblüten. Dieses Räucherwerk ist sanft und für sensible Personen gedacht. Sein Pflanzengeist ist sehr gütig.

STANDORT & SAMMELZEIT

Der Hopfen ist eine Kletterpflanze und wächst meistens an Waldrändern. Dort findet man ihn reichlich vom Spätsommer bis in den Herbst hinein. Dann sind seine Hopfendrüsen am besten ausgereift. Wenn ihr den Hopfen sammelt, müsst ihr darauf achten, dass die gelben Hopfendrüsen beim Pflücken nicht herausfallen. Am besten erntet man mit einer größeren Papiertüte, in die die Zapfen beim Pflücken direkt hineinfallen.

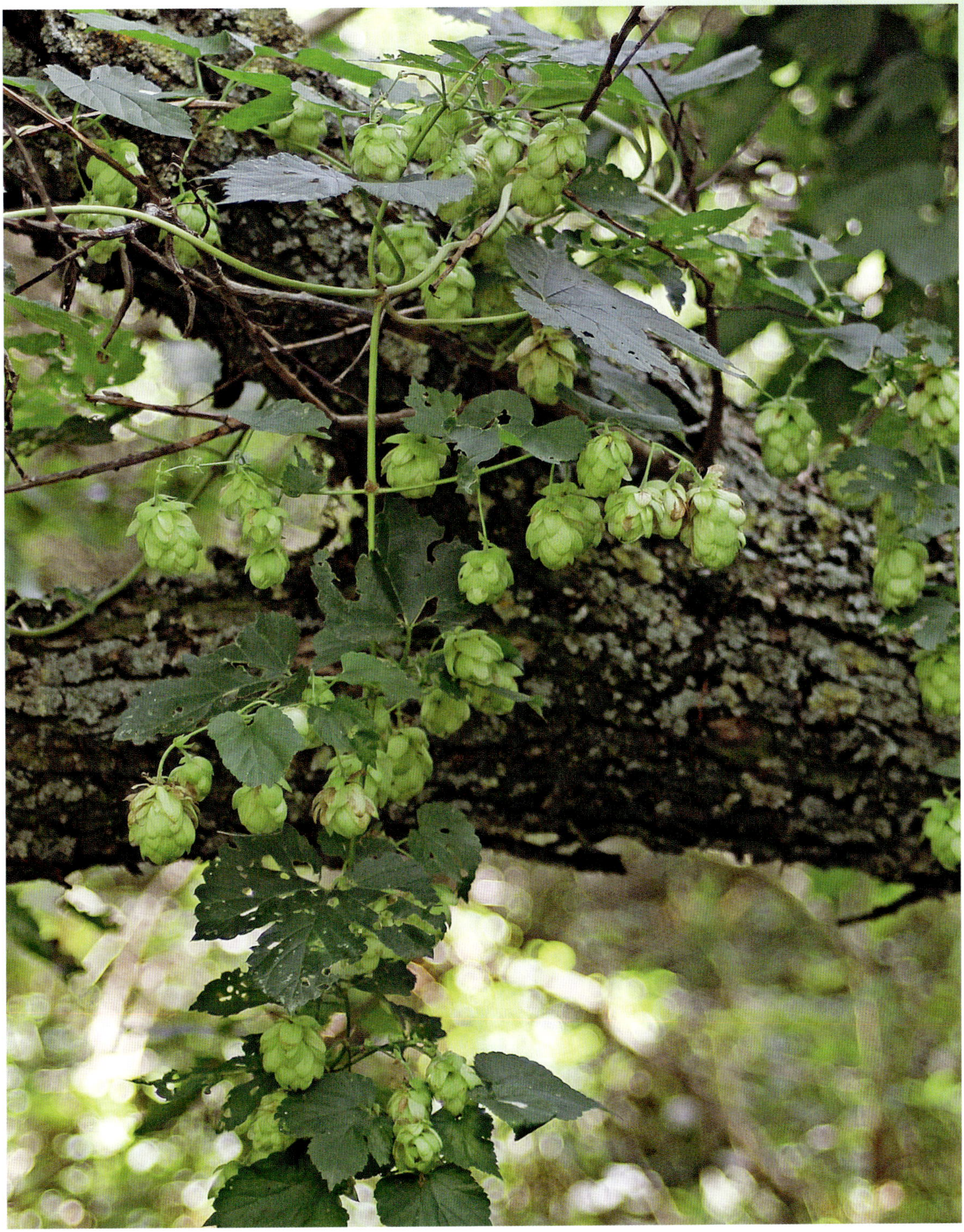

DER SCHWARZE HOLUNDER – SAMBUCUS NIGRA

Ein magisches Räucherwerk

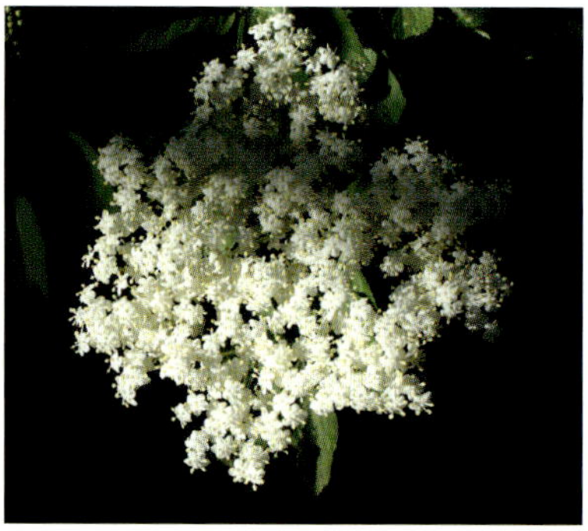

Mit Holunder zu räuchern beflügelt die Menschheit seit jeher. Bei den Germanen war der Holunder der Schutzbaum der Familie. Sein Holz darf nicht als Feuerholz verwendet und verbrannt werden, denn damit zieht man das Unglück herbei und lässt die eingeschlossenen Geister durch das Feuer wieder frei. Dadurch kommt das Unheil über einen. Daher ist immer größte Vorsicht angesagt, wenn man mit dem Holunder Feuer macht.

Denn Holunder zieht alles Unheil des Grundstücks und dessen Bewohner in sein Erdreich und durch die Verbrennung des Holzes würden wir dieses Unheil in unseren Räumen wieder freilassen. Dieser Brauch war früher im Volksglauben fest verankert, sehr stark bei Romas und Sintis. Bei ihnen war Holunderholz als Feuerholz ein Tabu.

Bei einer Räucherung mit den getrockneten Blüten können wir unser Schicksal befragen. Durch ihren Rauch entsteht eine leicht beflügelte Atmosphäre, die unserem Geist den richtigen Zeitpunkt vermittelt, eine Sache, die wir schon lange vor uns herschieben, zu Ende zu bringen.

Er wird und wurde immer als Schutzräucherung genommen. Mit Holunder zu räuchern heilt unsere Seele und gibt uns Schlaf, sodass wir zur Ruhe kommen. Dafür werden die getrockneten Blüten genommen. Um eine mental heilende und klärende Räucherung zu vollziehen, sollte der Holunder pur verräuchert werden. Gerne wird er auch bei Ahnenräucherungen verwendet. Dafür werden die Blüten und Blätter genommen.

Als Räucherung kann das Holunderholz beigemischt werden. Es können ansonsten das Mark, die Blätter, die getrockneten Blüten und die getrockneten Beeren genommen werden. Der Holunder mischt sich gut mit Johanniskraut und/oder Fenchel zu einem magischen Räucherwerk.

STANDORT & SAMMELZEIT

Der Holunder wächst sehr oft an Waldrändern. Seine Pflanzenteile können wir von April bis in den September hinein ernten, Holunderholz das ganze Jahr über.

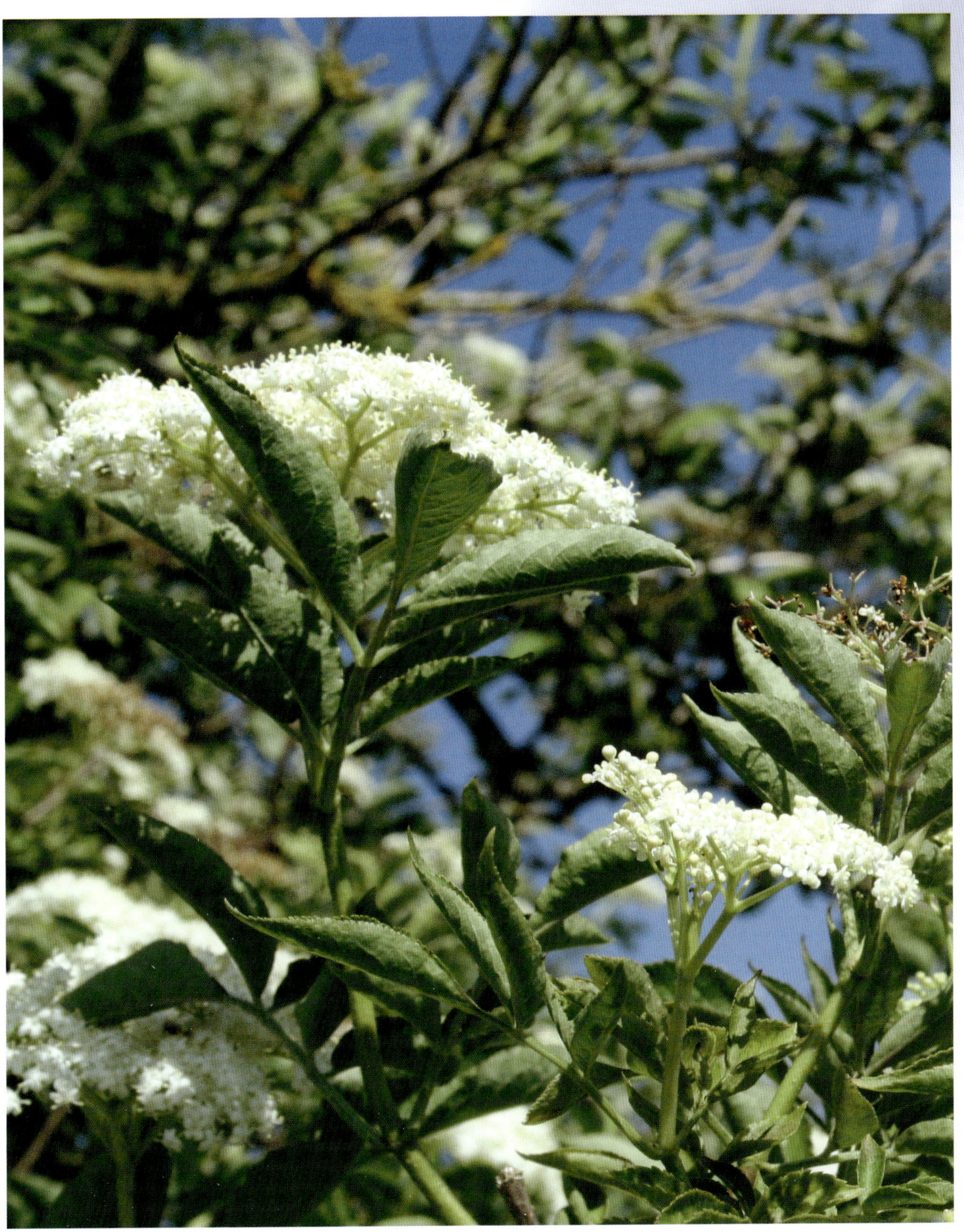

DAS ECHTE JOHANNISKRAUT – HYPERICUM PERFORATUM

Ein altes Räucherkraut unserer Vorfahren

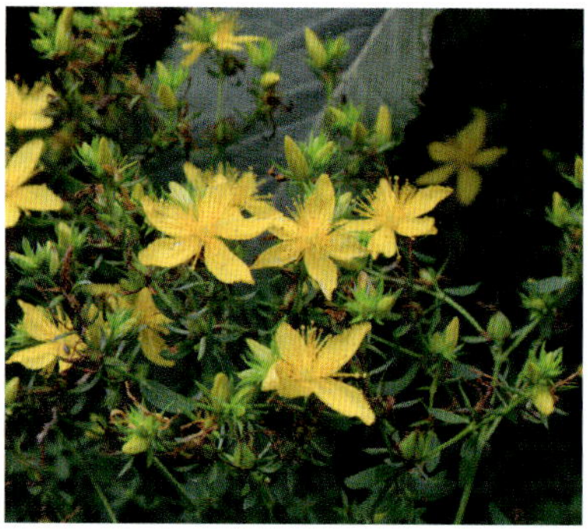

Das Johanniskraut gehört zu den uralten Räucherkräutern unserer Vorfahren und hat seinen Zauber bis in die heutige Zeit behalten. In der Zeit der Sommersonnenwende wickelte man aus dem Johanniskraut einen Gürtel, trocknete ihn und verbrannte ihn im nächsten Jahr zu dieser Zeit oder räucherte mit ihm, um im kommenden Jahr geschützt zu sein vor Unheil. Mit dem Beifuß machte man es genauso.

Bei Unwetter wurde Johanniskraut auf den Holzofen oder die glühenden Kohlen geworfen. Man glaubte, dadurch geschützt zu sein und Schaden vom Haus fernzuhalten, wie zum Beispiel Blitzschlag. Im Havelland in Brandenburg sagte man dazu noch folgenden Spruch auf:

Ist denn keine alte Fraue, die kann pflücken Hartenaue (Johanniskraut), daß sich das Gewitter staue?

Das Johanniskraut war zum Gesundräuchern, wie es unsere Vorfahren nannten, damals musste man es am Donnerstag bei abnehmendem Mond sammeln. Oftmals betont der Volksglaube, dass es direkt am 24. Juni gesammelt werden solle, gerade wenn es zum Räuchern gebraucht wurde. Meine Sammelzeit ist immer direkt an der Sommersonnenwende, also nach der alten Tradition. Im alten Volksglauben heißt es, dass es gerade zu dieser Zeit den größten Schutz in sich trage.

Heute räuchern wir damit, um Spannungen abzubauen. Solche negativen Energien können sich in Räumen entladen, wenn dort viel gestritten wird. Diese Räume sollten immer mit Johanniskraut ausgeräuchert werden, damit die negativen Energien sich verflüchtigen.

Auch in einer depressiven Phase zeigt uns der Pflanzengeist den richtigen Weg, um aus dieser Phase herauszukommen. Eine Johanniskraut-Räucherung stärkt unser Inneres, und wir können Probleme lösen und neue Wege finden. Wer sich ein Räucherwerk selbst zubereiten möchte, sollte den Beifuß nicht außer Acht lassen. Ansonsten kann das Johanniskraut mit Brennnessel, Goldrute und Haselholz gemischt werden.

STANDORT & SAMMELZEIT

Das Johanniskraut findet man auf Wiesen, Feldrändern und Brachgelände. Dieses Wildkraut liebt die Sonne. Geerntet wird es handbreit über dem Erdboden zwischen Juni und September. Zum Trocknen wird es im Ganzen kopfüber aufgehängt.

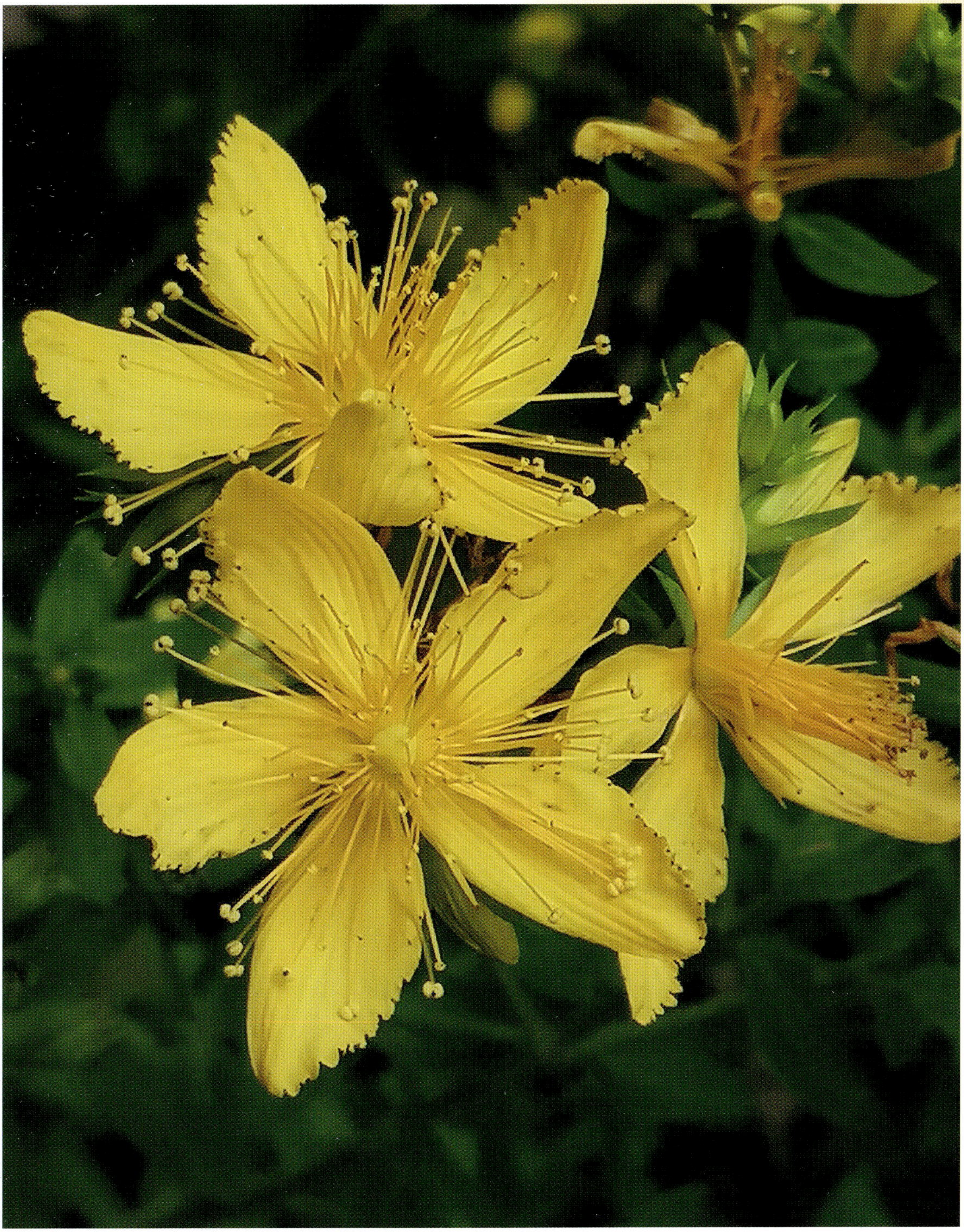

DIE KÖNIGSKERZE – VERBASCUM THAPSUS

Ein reinigendes Räucherwerk

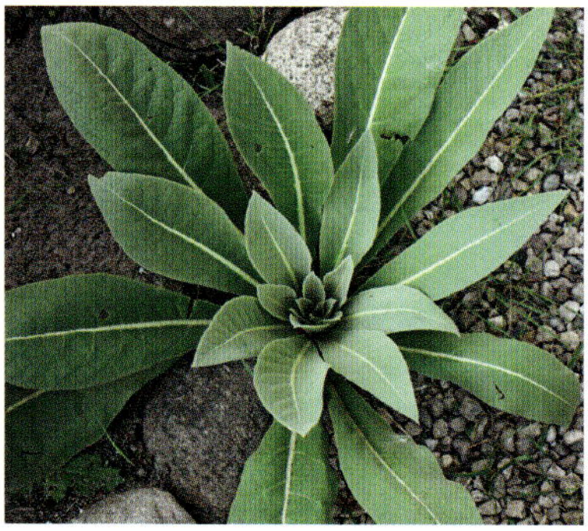

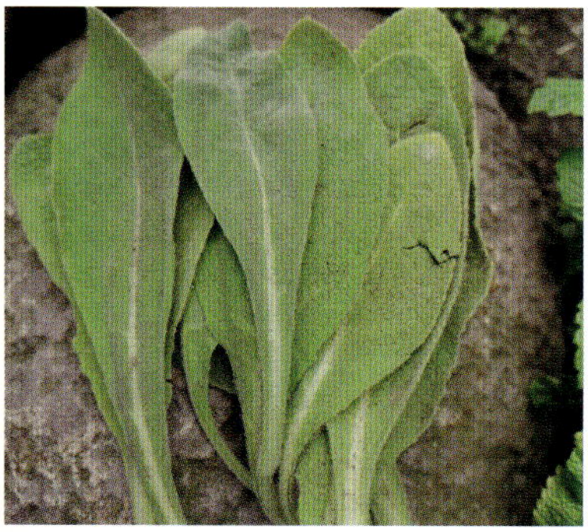

Mit Königskerzen räucherte man im früheren Volksglauben, um allen Schadzauber und Dämonen abzuwenden. Daher galt sie als stark dämonenabwehrend. Im 18.–19.Jahrhundert räucherte man mit den Königskerzenblüten, um herannahendes Unwetter zu besänftigen und Blitzeinschlag zu verhindern. Auch gegen Hausmäuse räucherte man mit ihren Blüten und Blättern.

Vor 250 Jahren wurden mit den Blättern der Königskerze Frauen beräuchert, die an einer zu starken Menstruation litten. Dafür stellten sie sich über die Räucherpfanne. In der alten Räucherkunde gilt sie als beschützend, reinigend, liebend, aufheiternd, genesend und auch weissagend. Ich denke, wer einmal vor einer Königskerze stand, der kann es bestätigen.

Ich freue mich jedes Jahr aufs Neue, die Königskerze zu ernten und zu einem wundervollen Räucherwerk zu trocknen und zu verarbeiten. Dafür warte ich den richtigen Moment ab, wenn sie in voller Blüte steht, denn ihre Blüten gehen unterschiedlich auf und vergehen sehr schnell. Ihre Blätter können auch gesammelt und getrocknet werden. Sie sind wunderbarer Zunder für ein Räucherwerk. Früher wurden sie auch als Dochte verwendet.

Um sein Karma zu reinigen, kann man sich mit der Königskerze abräuchern. Vorher sollte man sich ein reinigendes Bad mit der Königskerze nehmen und eventuell einen Tee aus den Blüten trinken.

So hat man seinen Körper geklärt und gereinigt. Nach dieser Reinigungs-Zeremonie muss das Zimmer ausgelüftet werden.

Diese Räucherung ist ein wahrer Helfer in unerträglichen Zeiten, um überkochende Emotionen abzubauen. Wir werden durch ihren Pflanzengeist ruhiger und gelassener und können dadurch vielerlei Streit abwenden. Der Duft einer Königskerzen-Räucherung ist sommerlich und honigartig. Die Königskerze mischt sich gut mit Rosen und wildem Dost zu einem Räucherwerk.

STANDORT & SAMMELZEIT

Häufig findet man Königskerzen in alten Sandgruben oder auf Brachgelände. Sie lieben diesen trockenen, sandigen Boden. Ihre Sammelzeit ist von Juli bis September. Genommen werden die Blätter, einzelne Blüten oder der ganze Blütenstängel.

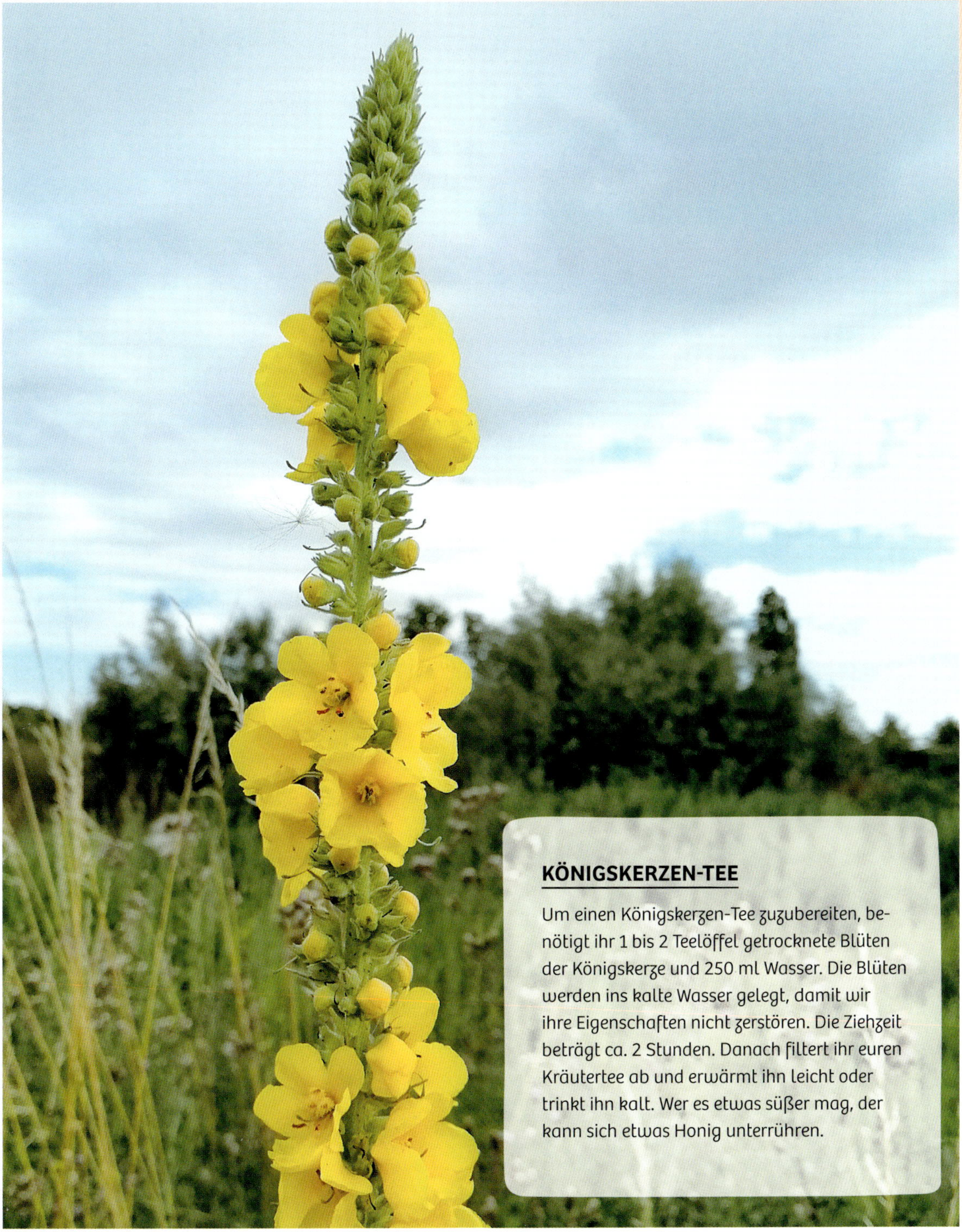

KÖNIGSKERZEN-TEE

Um einen Königskerzen-Tee zuzubereiten, benötigt ihr 1 bis 2 Teelöffel getrocknete Blüten der Königskerze und 250 ml Wasser. Die Blüten werden ins kalte Wasser gelegt, damit wir ihre Eigenschaften nicht zerstören. Die Ziehzeit beträgt ca. 2 Stunden. Danach filtert ihr euren Kräutertee ab und erwärmt ihn leicht oder trinkt ihn kalt. Wer es etwas süßer mag, der kann sich etwas Honig unterrühren.

DER LAVENDEL – LAVANDULA OFFICINALIS

Ein reinigendes Räucherwerk

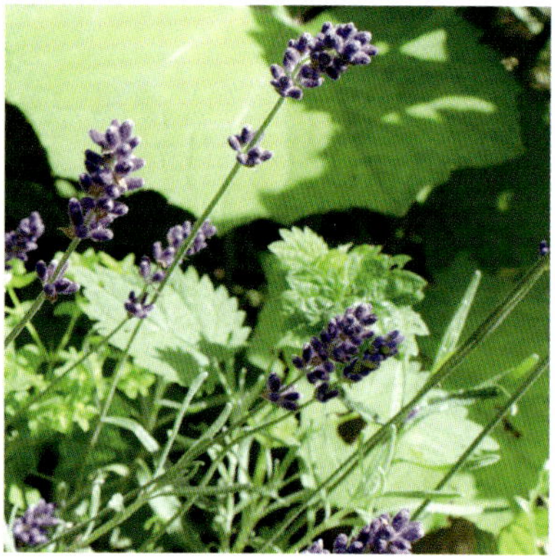

Mit Lavendel zu räuchern, klärt und reinigt unseren Geist. Der Rauch des Lavendels wirkt ausgleichend, beruhigend und klärend auf unseren Geist und Körper. Dadurch verflüchtigen sich negative, festgefahrene Gedanken (böse Geister) und wir sehen wieder klarer in die Gegenwart und Zukunft. Unsere Seelenwelt kommt ins Gleichgewicht, was sehr wichtig für unser Wohlbefinden und unsere Gesundheit ist. Wir sind dadurch positiver gestimmt und bereit, Neues zu erschaffen.

Er fördert unsere Inspiration und hilft bei unserer Selbstfindung. In einem Raum, in dem es hektischer zugeht, kann man Lavendel verräuchern und spürt gleich kurze Zeit später, wie Harmonie, Gelassenheit und Ruhe einkehren. Außerdem stärkt diese Räucherung unsere Konzentration, somit können wir uns auf das Wesentliche konzentrieren. Weil der Rauch eine reinigende Wirkung hat, können mit Lavendel Häuser oder einzelne Zimmer ausgeräuchert werden, in denen sich kranke Menschen aufhielten oder aufhalten. Er reinigt und desinfiziert die Luft. Zum Räuchern werden die getrockneten Blüten und Blätter verwendet.

Lavendelrauch duftet blumig und krautig. Daher wird er sehr gerne in Räuchermischungen genommen. Lavendel harmoniert mit Kiefernnadeln oder -holz, Beifuß, Rosmarin und Minze. Ich selbst meide Räucherharze bei Lavendel, weil es den Geruch sehr verändert und man nur noch wenig vom Lavendelgeruch wahrnimmt. Wenn ihr trotzdem Lavendel mit einem Räucherharz verräuchern möchtet, so kann ich das Lärchenharz empfehlen. Sein Duft ist nicht ganz so intensiv.

STANDORT & SAMMELZEIT

Der Lavendel wächst bei uns nicht wild. Daher muss Lavendel gekauft oder aus dem Garten geerntet werden. Lavendel sollte im Hochsommer geschnitten werden. Der Tag muss heiß und sonnig sein. In dieser Zeit entwickelt er seine besten Eigenschaften.

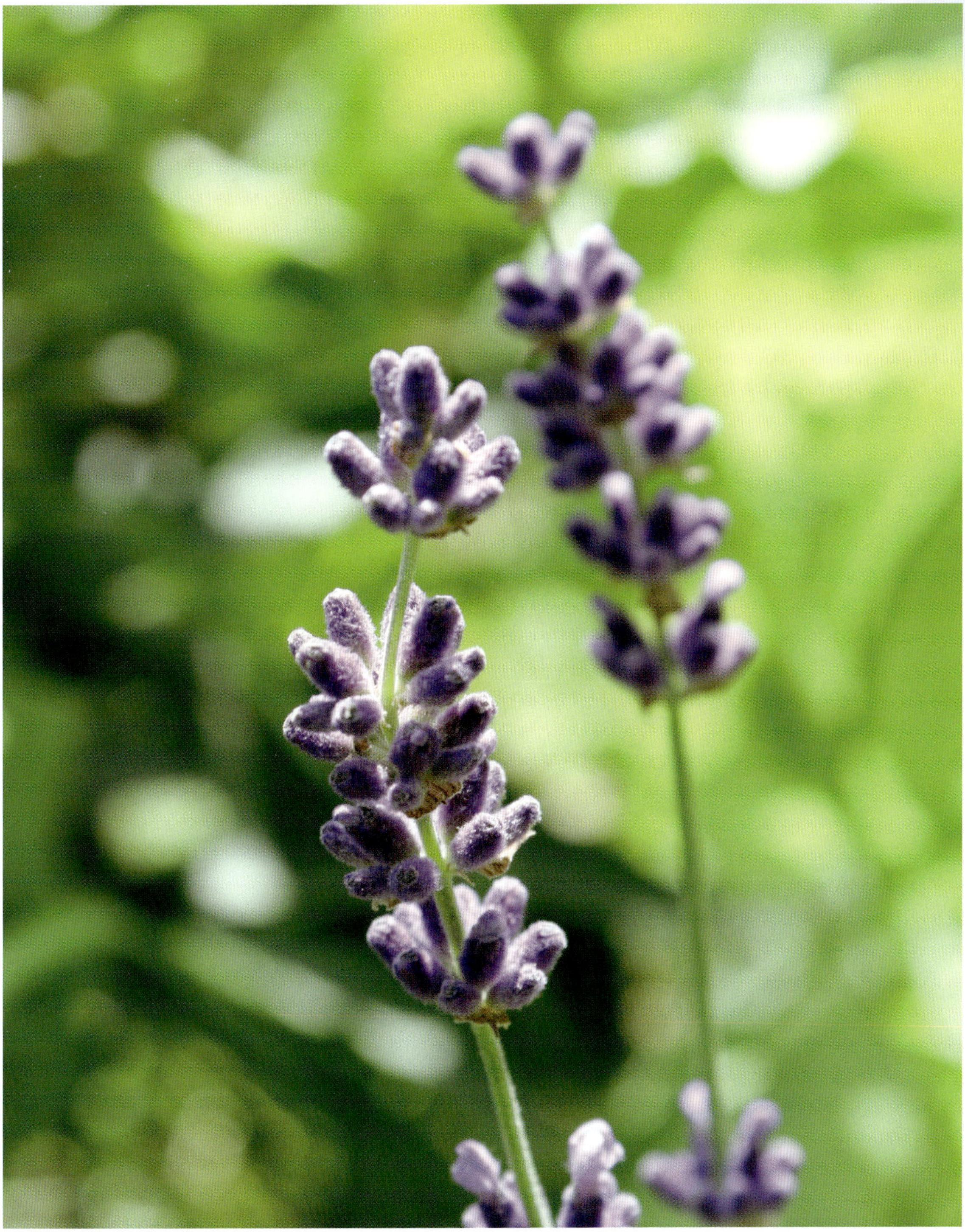

DIE MINZE – MENTHA SPEC.

Beruhigt und schärft unseren Geist

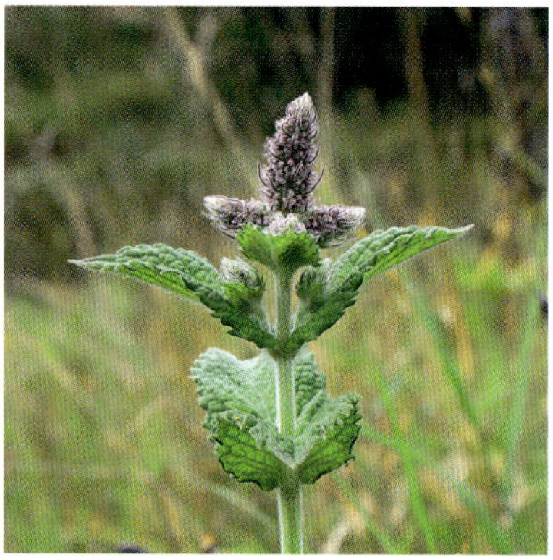

Mit Minze räuchern beruhigt und schärft gleichzeitig unseren Geist. Wenn wir einmal von Konzentrationsschwäche geplagt werden, hilft uns die Minze wieder auf die Beine. Aber auch bei schlechten Raumenergien ist eine Minz-Räucherung eine gute Wahl. Wenn wir uns ausgepowert und sehr nervös fühlen, beruhigt uns dieses Räucherwerk und wir können uns entspannt zurücklehnen und unser Dasein genießen. Wir sehen die Dinge klarer und unser Verstand verarbeitet sie dadurch besser. Wir befreien uns aus unserem selbst gebauten Gedanken-Labyrinth und können Probleme lösen, über die wir uns zu viele Gedanken gemacht hatten und deswegen kein Denk-Ende fanden. Ihr Pflanzengeist gibt uns Kraft und klärt unseren Geist, um neue Taten zu vollbringen.

Die Räuchereigenschaften der Minze reichen von heilend, austreibend, klärend bis hin zu beschützend. Daher kann die getrocknete Minze auch in Mischungen für Schutzräucherungen gemischt werden. Bei solchen Räucherwerken klärt die Minze die Luft. Darum eignet sie sich auch zum Ausräuchern alter Häuser.

Es werden dafür vorher ganze Minzzweige in Salzwasser eingelegt, mit denen man dann von Raum zu Raum geht, um das reinigende Salzwasser zu verspritzen. Durch das Verspritzen von Salzwasser reinigt man die Räume von negativen Energien. Wir kennen solche Szenen aus christlichen Bräuchen, wenn das Weihwasser verspritzt wird.

Die Minze vermischt sich gut mit Lavendel und Rosmarin zu einem Räucherwerk. Dazu wird das getrocknete und zerkleinerte Minzkraut (Stiele und Blätter, auch Blüten) verwendet. Zum Räuchern sind Minzen mit viel Menthol geeignet, wie zum Beispiel die Pfefferminze, Krause Minze oder auch die Spanische Minze. Am besten sind natürlich heimische Minzen, wie die Ackerminze, Poleiminze, Rossminze und auch die Wasserminze. Sogenannte Fruchtminzen mit wenig Menthol, wie die Weinminze, Erdbeer- oder Bananenminze sind zum Räuchern nicht geeignet.

STANDORT & SAMMELZEIT

Unsere heimischen Minzen findet man auf wilden Wiesen, die Bachminze, wie man am Namen schon hört, am Bach. Gesammelt werden sie von Mai bis zum Sommerende.

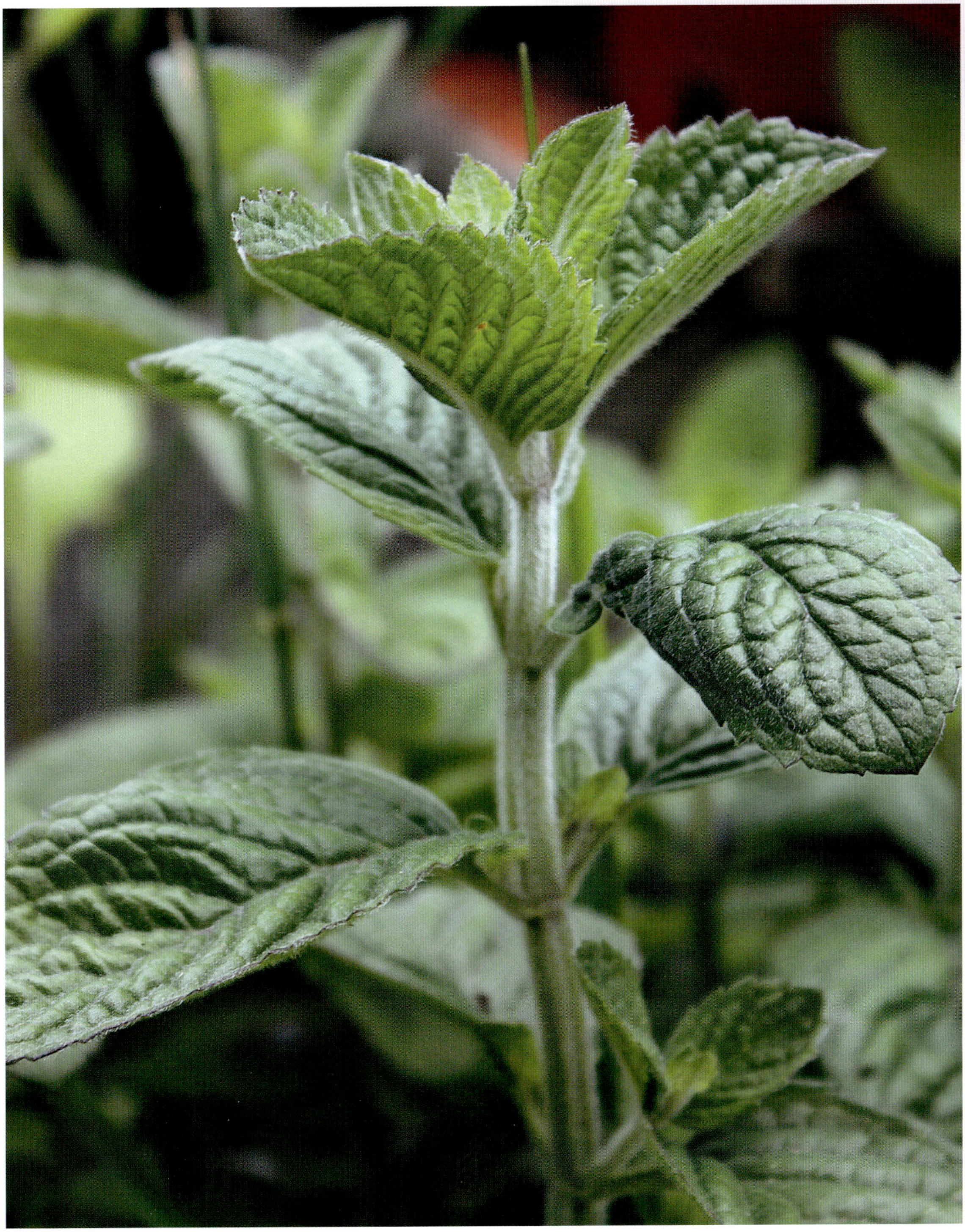

DIE MISTEL - VISCUM ALBUM

Die Geheimnisvolle unter den Räucherkräutern

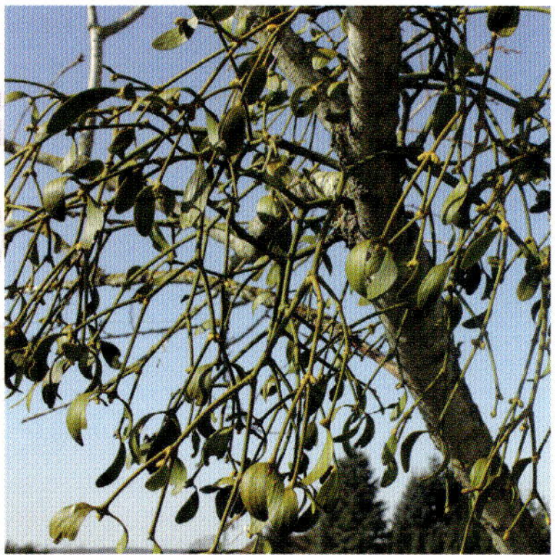

Mit der Mistel zu räuchern, hat eine beruhigende Wirkung auf unsere Seele und vertreibt negative Energien aus einem Haus. Sie ist Bestandteil vieler Schutzräucherungen. Wenn wir aus der Hektik des Alltags fliehen möchten, eignet sich die Mistel sehr gut dafür. Dadurch kommt unsere Seele zur Ruhe und wir haben die Möglichkeit, in unser Inneres zu schauen und können eine eigene Seelenreise vollziehen. Wir werden schnell merken, was wir wollen und was wir lieber bleiben lassen, weil es unserer Seele nicht guttut. Manchmal merken wir nicht, dass unsere Seele leidet, weil wir in einem solchen Alltagstrott gefangen sind und nur noch auf äußere Reize reagieren. Diese Räucherung wird uns zu den Wurzeln unserer Seele begleiten, um innere Einkehr zu erlangen.

Die Mistelräucherung eignet sich sehr gut, wenn wir uns auf die Schwelle der Anderswelt und der Jetztwelt stellen möchten. Dieses Räucherwerk wird schon lange als magisches Werk bei der Ahnenanrufung verwendet.

Mistelkraut ergänzt sich mit Eisenkraut zu einem Räucherwerk für die Winterabende. Die Mistel als Räucherung verströmt einen leicht süßlichen, krautigen Duft.

STANDORT & SAMMELZEIT

Obwohl es immer wieder behauptet wird, steht die Mistel in Deutschland nicht unter Naturschutz. Privat darf sie gesammelt werden. Leider wachsen Misteln sehr oft ganz oben in den Baumkronen, an denen sie ab Herbst, wenn der Baum sein Laub abwirft, zum Vorschein kommen. Nach einem Herbststurm solltet ihr dort schauen, denn meist halten einige nicht stand und fallen herunter. So gehe ich auch immer Misteln sammeln.

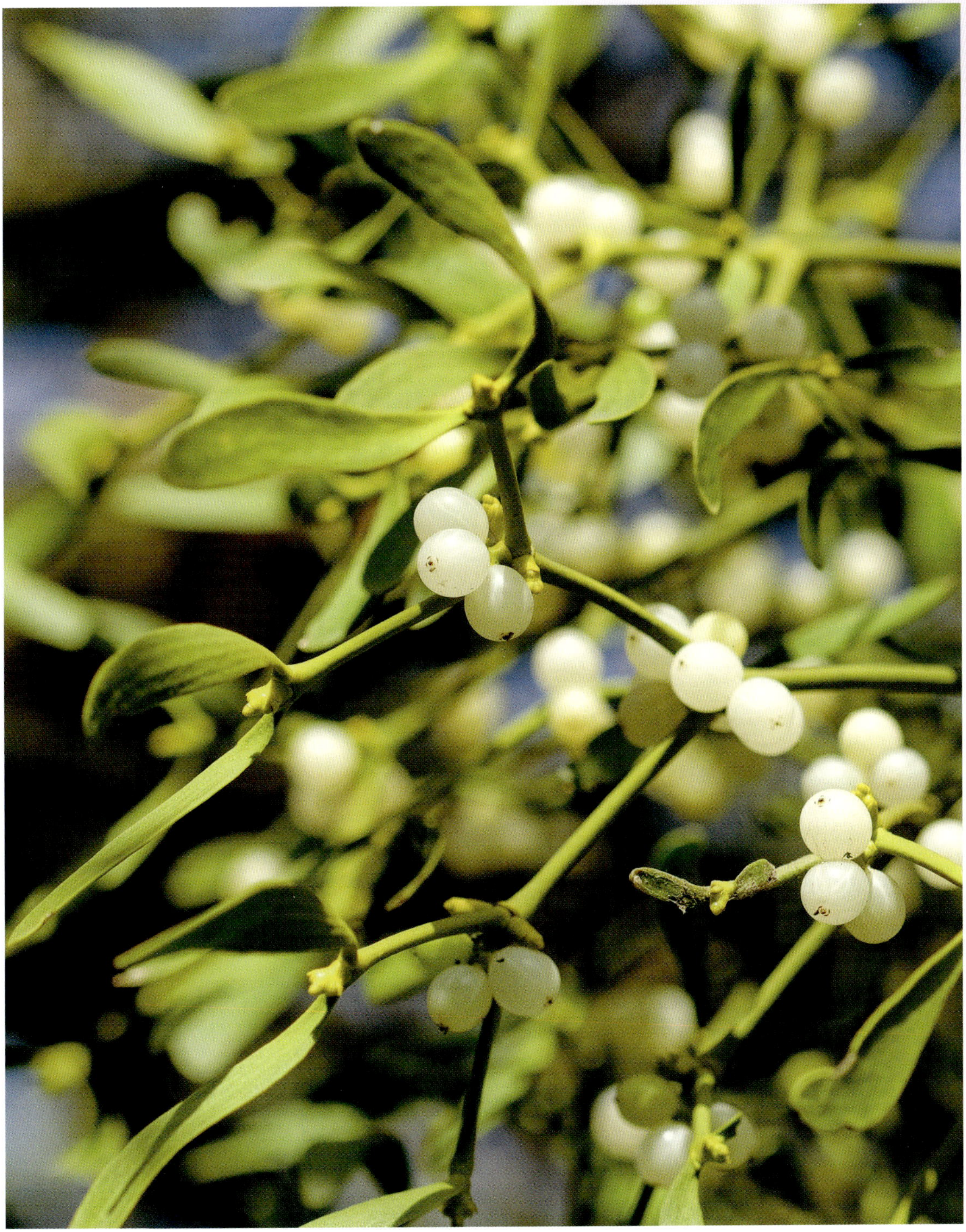

DER RAINFARN – TANACETUM VULGARE

Gegen Energievampire und Unheil

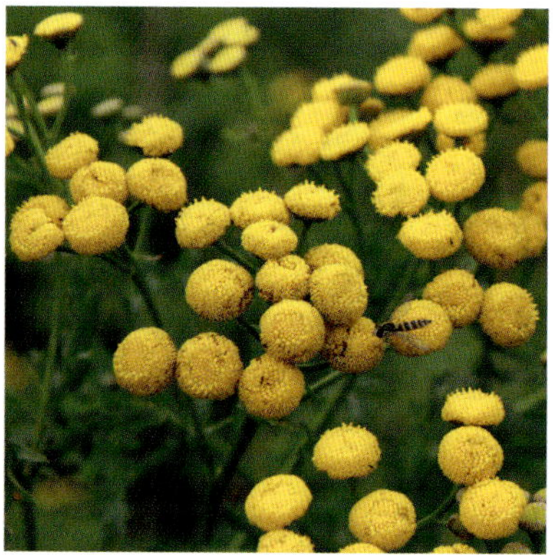

STANDORT & SAMMELZEIT

Gesammelt werden kann dieses Wildkraut von Juli bis September, wenn es in der Vollblüte steht, am besten im Spätsommer bei Vollmond. Der Rainfarn liebt Feldränder in voller Sonne. Dort werdet ihr ihn reichlich finden. Die Trocknung von Rainfarn geht ganz einfach, denn man hängt ihn kopfüber auf.

Den Rainfarn zu räuchern galt schon immer als antidämonisch und unheilabwehrend. Daher räuchert man ihn in der Räucherkunde gegen Energievampire und drohendes Unheil. Früher waren Hexen und Vampire das, was wir heute als Energievampire sehen.

Rainfarn räuchern hilft uns, diese auf Abstand zu halten. Es lockert ein aggressives Umfeld auf und gibt Herzenswärme hinein. Er stärkt bei einer Räucherung unser Selbstbewusstsein und unsere Nerven. Sein Pflanzengeist vermittelt uns Vitalität und Stärke auf körperlicher wie auch geistiger Ebene.

Im Volksglauben wurde Rainfarn verräuchert, um den Blitzeinschlag abzuwenden. Zu diesem Zweck kann der Rainfarn zusammen mit Beifuß, Königskerze, Eisenkraut und dem Johanniskraut verräuchert werden.

Er gehörte mit zu den Räucherkräutern, wie auch Eberraute, Wermut, Alant, Wasserdost und Baldrian, die zusammen am Maria-Himmelfahrts-Tag, also am 15. August, gesammelt und getrocknet wurden, um in den Rauchnächten im Viehstall und im Haus gegen Truden und Hexen zu räuchern. Wer in der Nacht der Sommersonnenwende zur Geisterstunde Rainfarn sammelt und damit räuchert, sowie kleine Stängel bei sich trägt, soll unsichtbar gegen Schadzauber sein.

In früherer Zeit wurden mit Rainfarnbüschel Fenster und Türen behangen, damit Mücken und Fliegen draußen blieben. Auch kann mit Rainfarn gegen diese kleinen Plagegeister geräuchert werden.

Getrockneter Rainfarn mischt sich sehr gut mit Beifuß und Johanniskraut zu einem schützenden Räucherwerk. Ich mische meist auch noch ein wenig Kiefernharz mit unter.

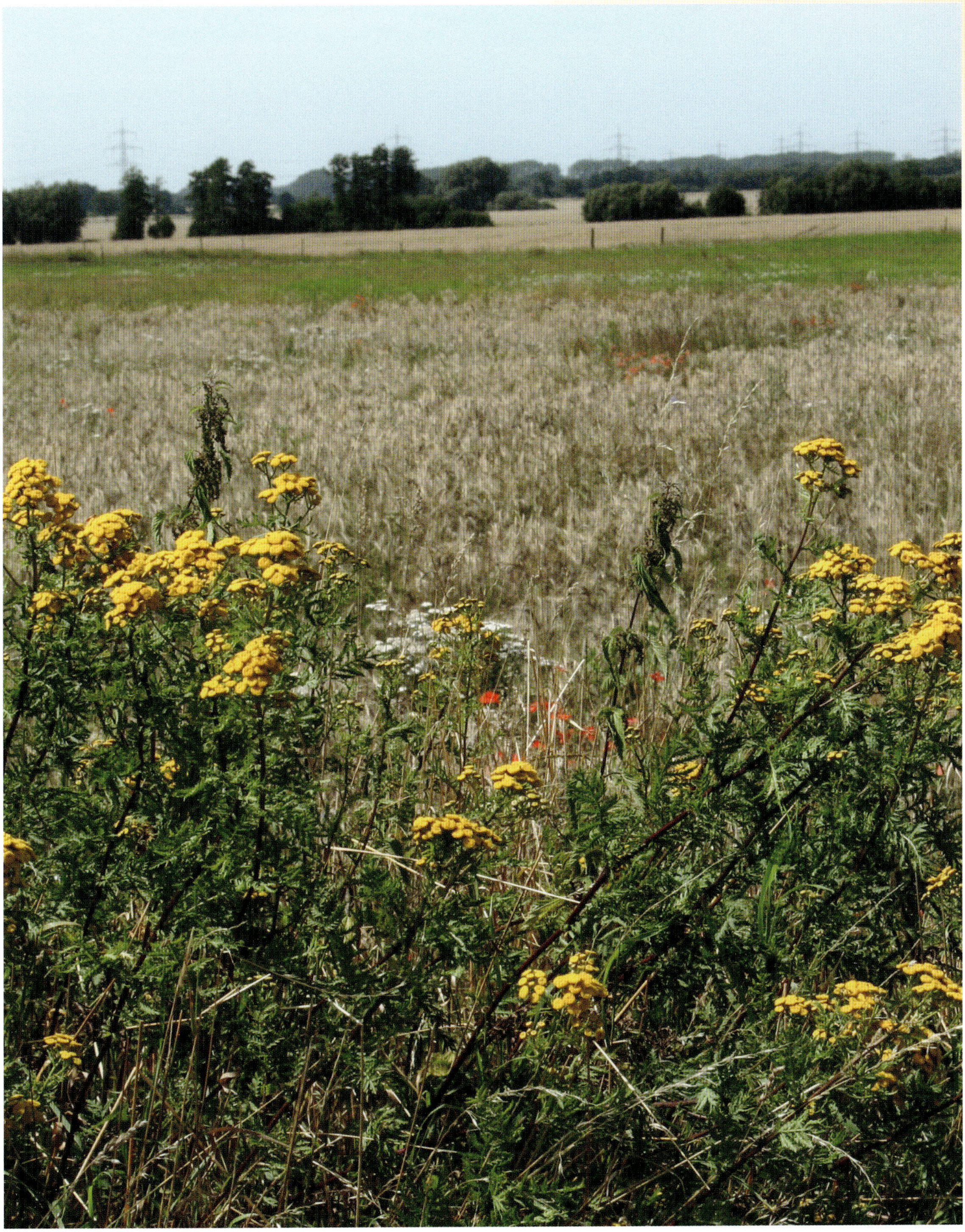

DIE ROSE – ROSA SPEC.

Sie gibt uns die Selbsterkenntnis

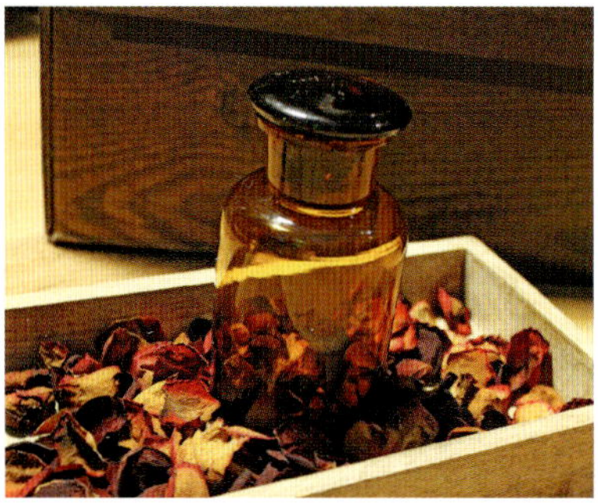

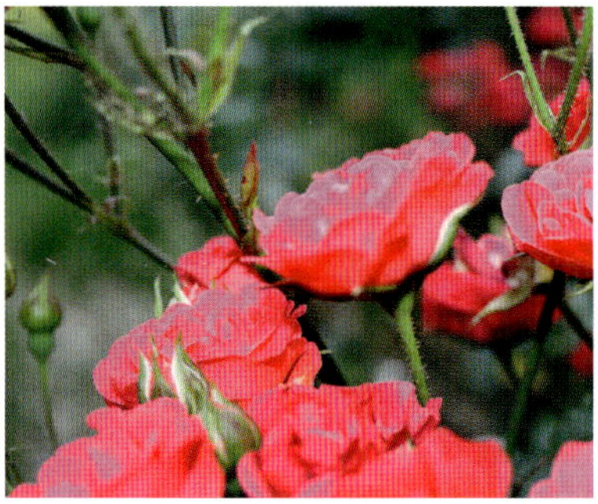

Mit Rosen räuchern nimmt uns die depressive Verstimmung. Ihr Pflanzengeist hilft uns beim Loslassen von geliebten Menschen und gibt uns den inneren Frieden mit uns selbst zurück. Dieses Räucherwerk schafft eine sanfte und friedliche Atmosphäre, in der wir uns fallen lassen können. Bei stark eifersüchtigen Menschen kann eine Räucherung mit Rosen viel Gutes bewirken. Sie können klarer über ihre Eifersucht nachdenken und eventuell den Grund dafür erkennen und aktiv bekämpfen. Eifersucht blockiert unseren Lebensfluss und ist meist überflüssig.

Wenn wir mit Rosen räuchern, finden wir eine sehr große innere Ausgeglichenheit und Selbsterkenntnis in dieser Räucherung. Ihr Pflanzengeist führt uns sozusagen aus diesem Labyrinth an Gefühlen wieder heraus und bringt uns auf den Weg unserer Erkenntnis. Die Pflanze vermittelt uns Liebe, auch zu uns selbst. Sie zeigt uns, dass wir geliebt werden, wodurch unser Urvertrauen aufgewertet wird. Auch in Partnerschaftsproblemen oder zu einer Festigung der Partnerschaft eignet sich eine Räucherung mit Rosen.

Um eine Partnerschaft zu festigen, empfiehlt es sich immer, im Schlafzimmer zu räuchern, weil dies der Raum ist, in dem wir alles mit unserem Partner oder unserer Partnerin psychisch und körperlich teilen.

STANDORT & SAMMELZEIT

Die Blütenblätter der Rose werden vorher locker geschichtet getrocknet. Rosenblüten zum Räuchern solltet ihr nur im eigenen Garten sammeln. Wenn ihr wisst, sie wurden nicht behandelt, dann können natürlich auch gekaufte Rosen verwendet werden. Für meine Räuchermischung habe ich mir extra einige kleine Strauchrosen in einem wunderschönen Rot angepflanzt. Sie blühen bis November und manchmal noch länger.

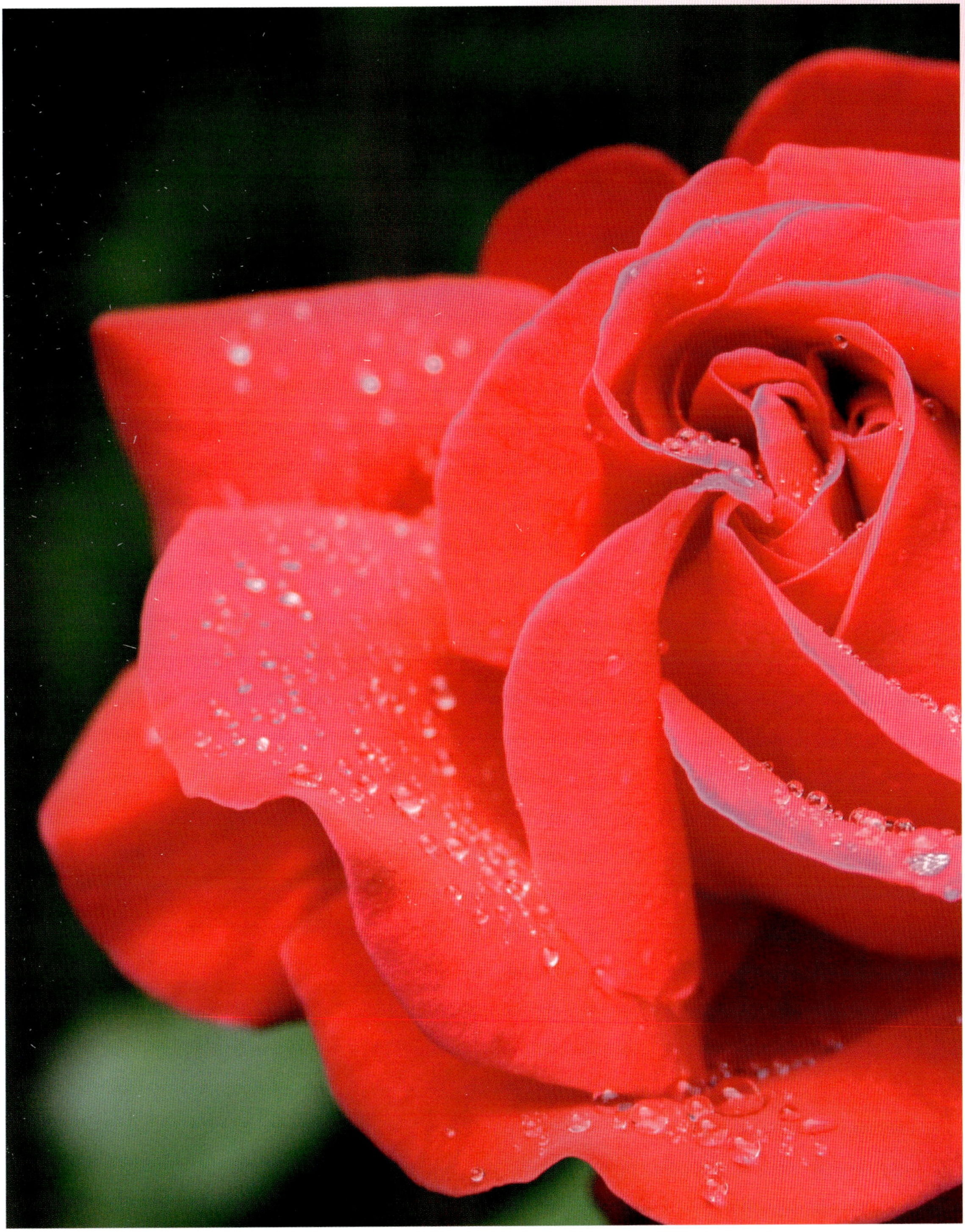

DER ROSMARIN – ROSMARINUS OFFICINALIS

Für Abschied und Übergang

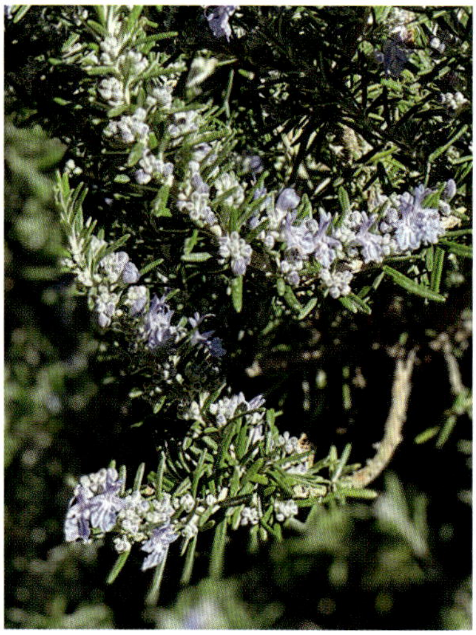

Der Rosmarin steht ganz im Zeichen des Abschieds und der Trauer. Er hat in der Räucherkunde heilende, austreibende und reinigende Eigenschaften. Sein Pflanzengeist führt uns bei Trauer und Abschied durch das Labyrinth. Sein Rauch beinhaltet stark reinigende Energien. Daher eignet sich Rosmarin auch, um Häuser auszuräuchern. Früher wurden auch die Krankenzimmer mit Rosmarin und Wacholder ausgeräuchert, um die Kranken schneller zu heilen.

In den Zeiten der Pest wurden Krankenzimmer und Menschen mit Rosmarin beräuchert.

Bei Todesfällen, bei Mensch und Tier, kann mit Rosmarin geräuchert werden. Dadurch wird der Übergang der Seele erleichtert. Wir können uns verabschieden und loslassen, was sehr wichtig ist. Denn wenn wir nicht loslassen, kann die Seele des Verstorbenen sich nicht lösen und bleibt gefangen. Nach altem Volksglauben werden dies dann die Wiedergänger.

Rosmarin räuchern eignet sich gut bei festgefahrenen Problemen, aus denen wir manchmal den Ausweg nicht finden. Der Pflanzengeist wird uns den Ausgang zeigen und dadurch unsere Probleme aus dem Weg räumen. Dieses Räucherwerk vermittelt uns Kraft und wir werden uns unserer inneren Stärke bewusst und erlangen dadurch den Mut, um uns auf neue Wege zu begeben. Auch unser Gemüt profitiert von einem Rosmarin-Räucherwerk, es wird munterer und frischer und unsere Konzentration verbessert sich. Für ängstliche Menschen ist diese Räucherung sehr gut geeignet. Sie zeigt uns unser tief in uns liegendes Selbstbewusstsein, das uns Menschen manchmal durch Selbstzweifel und Ängsten verborgen bleibt. Diese Räucherung eignet sich also perfekt für eine Problembewältigung.

Der Rosmarin gehört zu den ganz alten Räucherpflanzen. Er wird oftmals als Ersatz für Weihrauch genommen und mischt sich wunderbar mit Thymian zu einem stärkenden Räucherwerk.

STANDORT & SAMMELZEIT

Der Rosmarin wächst bei uns leider nicht wild. Er muss immer im Garten oder Topf kultiviert werden. Rosmarin sollten wir von Juni bis in den August hinein ernten. Gesammelt werden ganze Zweige, die aufgehangen getrocknet werden.

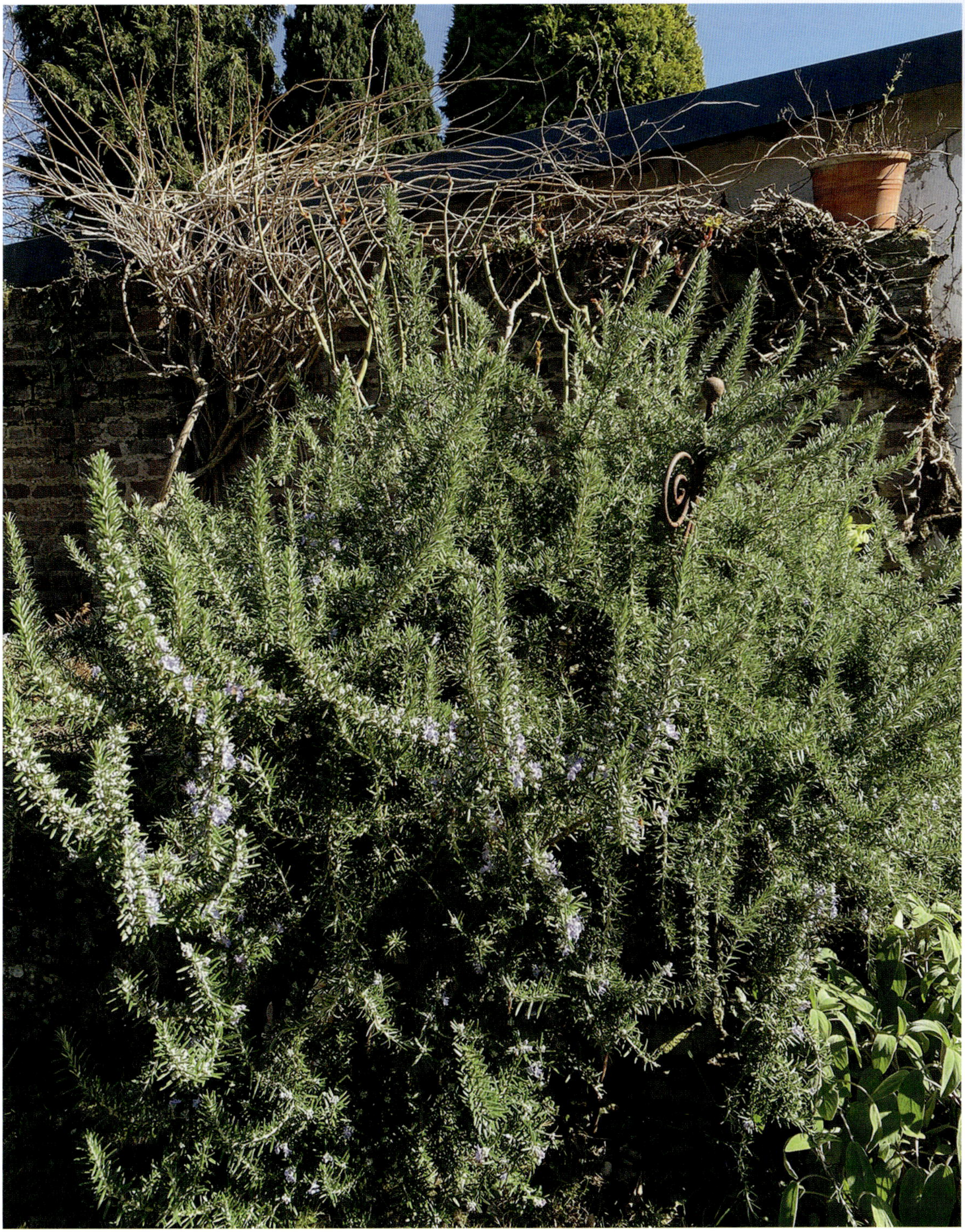

DIE RINGELBLUME – CALENDULA OFFICINALIS

Für Klar- und Wahrträume

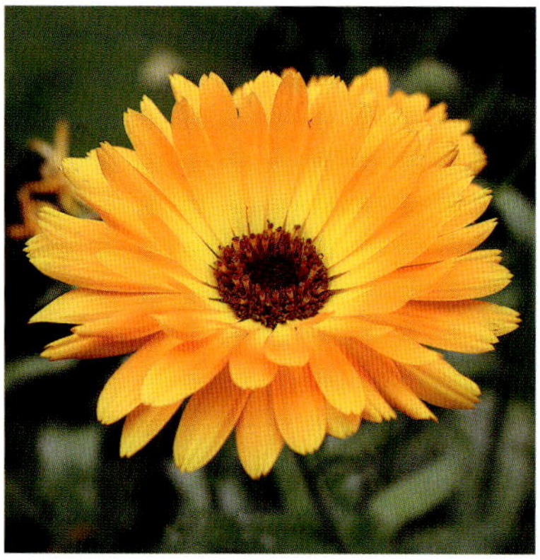

Liebende werden mit Ringelblumen abgeräuchert, damit die Liebe ewigen Bestand hat. Sie bringen Sonne in die Herzen und wir werden empfänglich für unser Gegenüber. Diese Räucherung gibt uns aber auch ein Gefühl von Geborgenheit und wir lassen dadurch ältere, schöne Erinnerungen in unser Bewusstsein zurückkommen. Dadurch stellen sich wunderbare Gefühle ein, die wir aus den Erinnerungen kennen. Dieses Räucherwerk kann aber auch bei angestauten emotionalen Aggressionen verräuchert werden. Unsere Seele beruhigt sich und wir kommen wieder in Einklang mit ihr.

Ringelblumen räuchern steht in der Räucherkunde auch für Klar- und Wahrträume und Intuition. Um Klarträume zu erlangen, werden Ringelblumenblüten unters Bett verstreut und mit der Ringelblume vor dem Zubettgehen geräuchert. Um sich Wünsche zu erfüllen, sollte vor dem Schlafengehen ein Ringelblumentee getrunken und das Schlafzimmer pur mit der Ringelblume ausgeräuchert werden.

Wir können unsere Intuition mit dieser Pflanze schärfen. Das ist gut für Menschen, die sehr oft auf die Lügen und Intrigen anderer Menschen hereinfallen. Dieses Räucherwerk stärkt Menschen, die Gefahren früher zu realisieren und sie dann aus ihrem Leben zu entfernen.

Für eine Räucherung mit der Ringelblume können das getrocknete ganze Kraut oder die Blütenzungen genommen werden. Kleinere Blütenköpfe können im Ganzen getrocknet und verräuchert werden. Der Duft der Ringelblume beim Verräuchern ist krautig.

STANDORT & SAMMELZEIT

Ringelblumen findet man manchmal in der Nähe von Feldern. Wobei wir für ein Räucherwerk diese schöne Pflanze doch lieber im Garten oder Topf kultiviert sollten, weil wir nie wissen, ob die Wildpflanzen in Feldnähe gespritzt wurden. Ringelblumen sollten bei zunehmendem Mond um die Sommersonnenwende herum gesammelt werden.

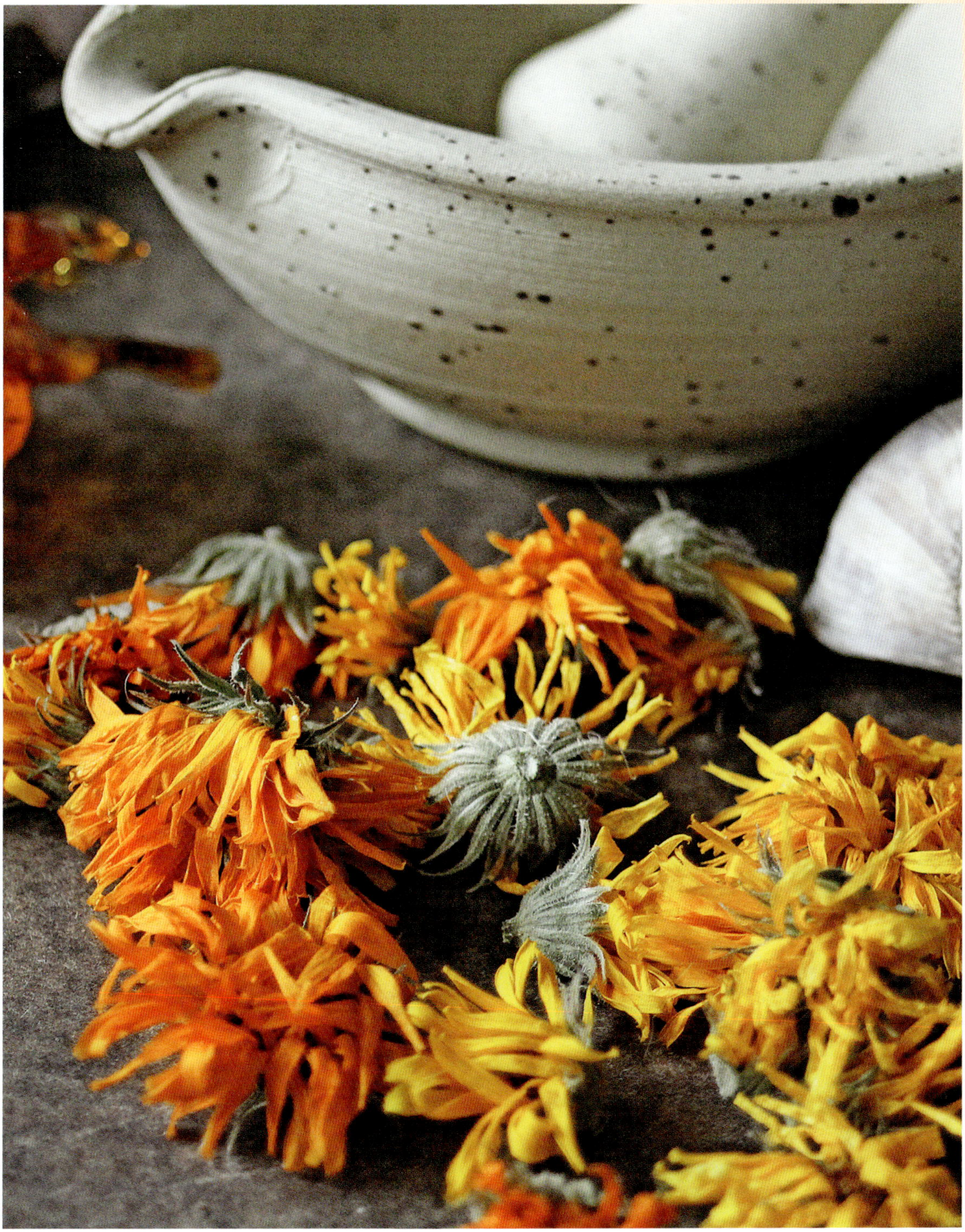

DER SALBEI – SALVIA OFFICINALIS

Reinigend und klärend

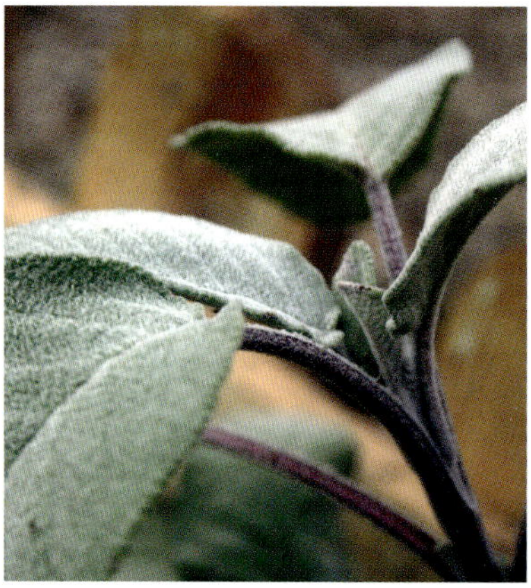

Räuchern mit Salbei wirkt klärend auf unseren Geist, reinigend, schützend, austreibend und heilend, darum ist er eine sehr große und bedeutungsvolle Räucherpflanze. Eine Salbei-Räucherung reinigt Geist und Seele und öffnet uns mental alle Türen, um alte Häuser von negativen Energien zu befreien. Dafür eignet sich am besten eine Räucherpfanne, wie man sie schon zu mittelalterlichen Zeiten verwendete, um Krankenzimmer auszuräuchern. Mit einer Räucherpfanne geht ihr von Zimmer zu Zimmer durch das Haus oder in einem Zimmer von Ecke zu Ecke. Denn gerade an diesen Stellen sammelt sich die negative Energie.

Der Salbei eignet sich auch, um Menschen loszulassen, zum Beispiel bei einer Trennung, durch Tod oder auch bei Streitigkeiten. Er macht unseren Geist klar und frisch und wir ändern dadurch unsere Sichtweise. Unsere Seele wird Stück für Stück wieder aufgebaut. Besonders eignet sich dieses Räucherwerk für sensible Menschen, die oft an sich selbst zweifeln und nicht so recht Selbstvertrauen in ihre Handlungen haben.

Getrockneter Salbei als Räucherpflanze und Zaubermittel hat eine lange Tradition. In der Türkei räucherte man Zimmer, in denen Kranken lagen, mit Salbei aus.

Er gehört zu den beliebtesten Räucherpflanzen. Salbei vermischt sich gut mit Lavendel, Fichtenharz und Rosmarin zu einem reinigenden Räucherwerk.

STANDORT & SAMMELZEIT

Der Salbei kommt bei uns in der Natur nicht vor und sollte daher im Garten oder Topf angebaut werden. Salbei kann das ganze Jahr über gesammelt werden. Bei der Trocknung muss man darauf achten, dass sich die Blätter nicht berühren, weil es sonst braune Stellen geben kann.

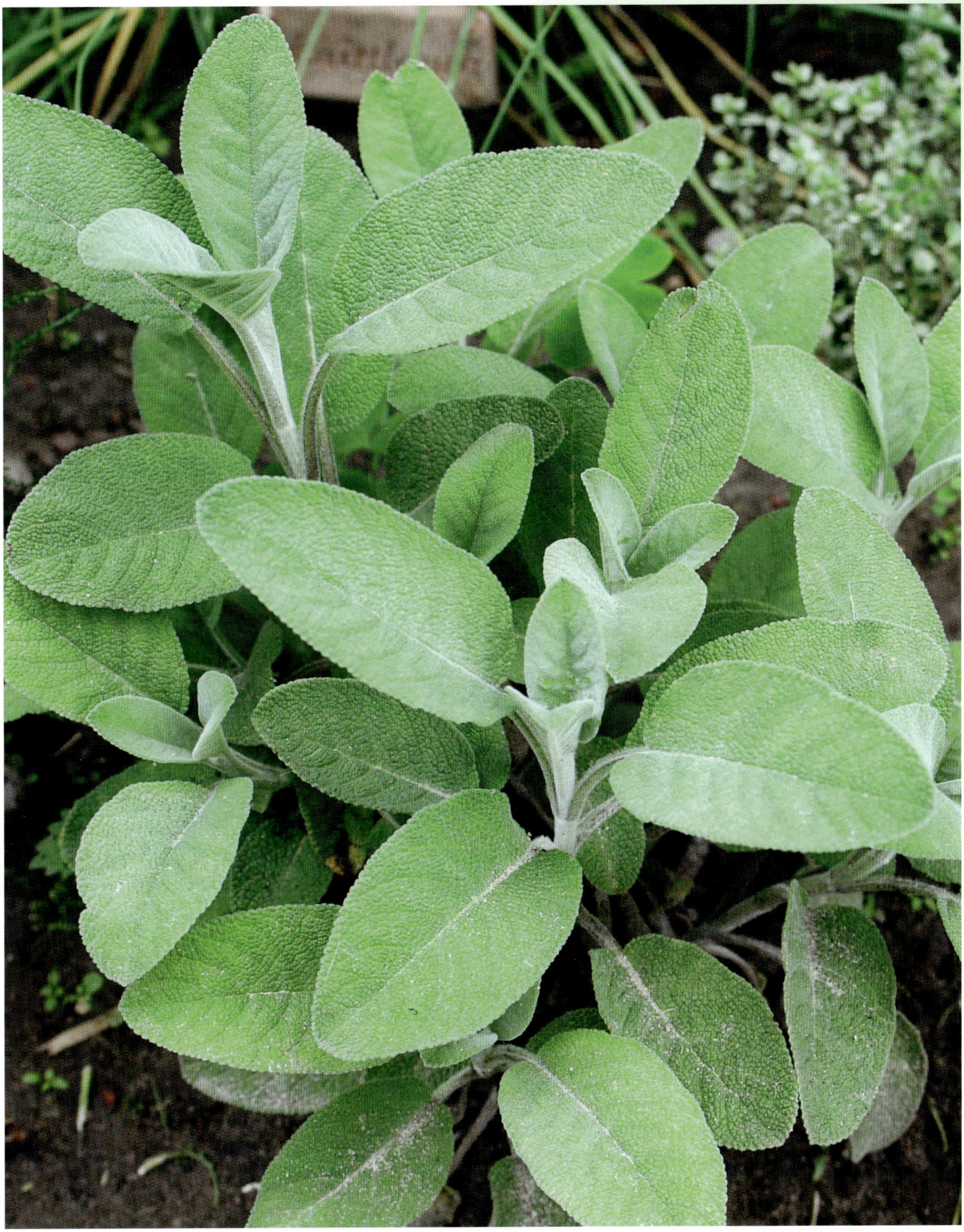

DIE SCHAFGARBE – ACHILLEA MILLEFOLIUM

Spirituelle Helferin unserer Seele

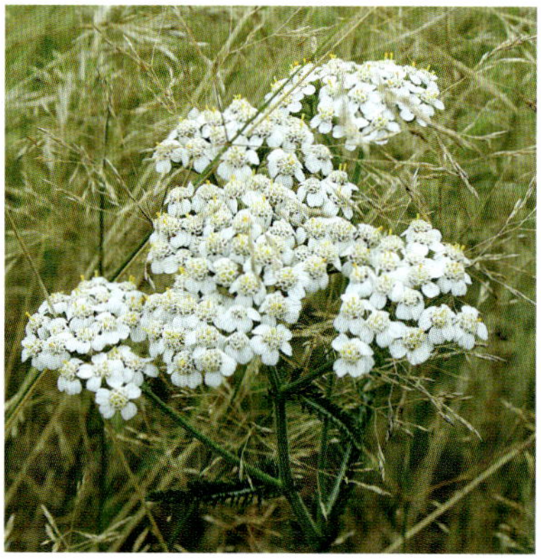

Wenn wir mit der Schafgarbe räuchern, hilft uns dies, ein seelisches und körperliches Gleichgewicht herzustellen. Die Botschaft der Schafgarbe lautet:

Moralische Aufmerksamkeit und seelische Gerechtigkeit.

Wenn wir eine traurige Erfahrung oder auch eine sehr einschneidende Erkenntnis machen mussten, so ist eine Schafgarben-Räucherung der Helfer unserer Seele.

Wir erlangen durch den Pflanzengeist wieder Mut, Entschlossenheit und Selbstbewusstsein, was durch diese Erfahrungen auf der Strecke geblieben ist.

Dadurch sehen wir das Erlebte entspannter, nehmen es in uns auf und verarbeiten es positiv. Wir sehen es nun als positive Erfahrung und begreifen, wie wir vielleicht daraus lernen können. Wer es noch ein wenig intensiver spüren möchte, der kann sich vor der Räucherzeremonie einen Schafgarben-Tee zubereiten und schluckweise trinken. Dadurch wird man sehr entspannt und fühlt sich im Einklang mit der Natur.

Mit Schafgarbe zu räuchern ist perfekt dazu geeignet, negative Energien in Häusern aufzulösen.

Ihre Eigenschaften in der Räucherkunde gehen von heilend, austreibend, weissagend bis zu liebend. Mit ihr werden auch Gegenstände abgeräuchert.

Für eine Schafgarben~Räucherung nehmt ihr das ganze getrocknete Kraut. Zum Trocknen hängt ihr die gesammelte Pflanze kopfüber auf. Die Schafgarbe mischt sich gut mit Wermut und Ringelblume zu einem Räucherwerk.

STANDORT & SAMMELZEIT

Genau wie der Rainfarn, liebt es die Schafgarbe, in voller Sonne an Feldrändern zu stehen. Die Sammelzeit ist auch die Zeit der Sommersonnenwende, also im Juni, wenn ihre Blüten gerade aufgegangen sind. Bei der Ernte sollte darauf geachtet werden, dass ihr die Pflanze handbreit über den Erdboden abschneidet, weil ihr Stängel sehr fest ist, sonst würdet ihr beim Pflücken die ganze Pflanze samt Wurzel herausreißen. Zum Trocknen hängt man sie kopfüber auf.

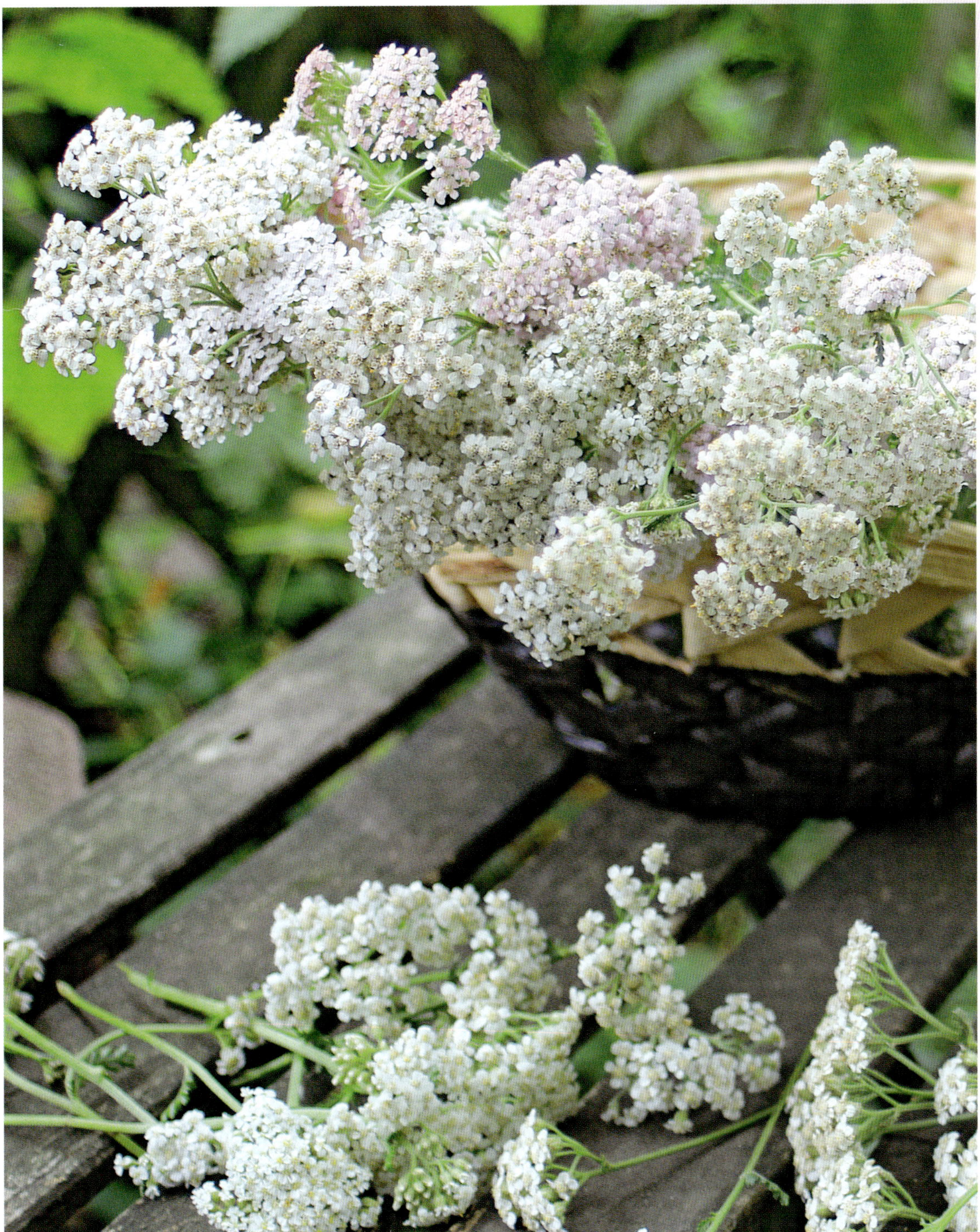

DER WALDMEISTER – GALIUM ODORATUM

Beschützend und helfend

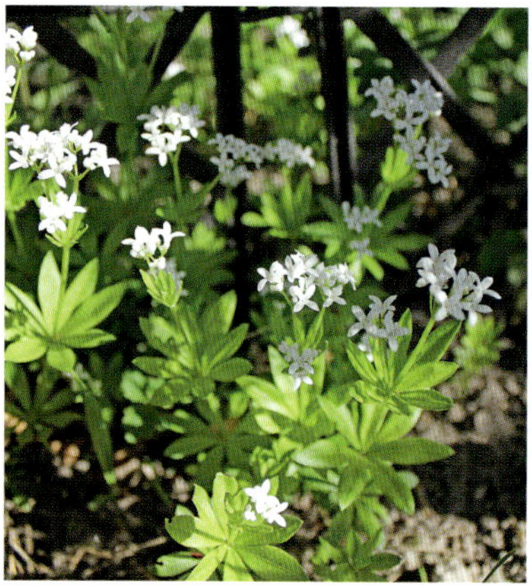

Mit Waldmeister zu räuchern ist leider in Vergessenheit geraten. Wer hektisch durch den Alltag geht, der kann sich abends bei einer Waldmeister-Räucherung eine tiefe Entspannung erhoffen. Vorausgesetzt, man kann sich fallen und alles hinter sich lassen. Es ist eine Räucherung zur inneren Einkehr und sehr großer Ruhe. Einfach mal die Seele baumeln lassen ist die Botschaft, die uns diese schöne Waldpflanze vermitteln möchte.

Bei unseren Vorfahren hat man mit Waldmeister geräuchert, um Frauen bei der Geburt zu unterstützen und das Neugeborene vor dem Bösen Blick zu schützen. Mit Waldmeister räuchern galt als stark hexenabwehrend. Allgemein war er dafür bekannt, alles Schlechte von einem zu weisen. Waldmeister wurde für eine Genesung in Krankenzimmern verräuchert und auch als Abwehr-Räucherung jeglicher Krankheitsdämonen.

Seine Eigenschaften in der Räucherkunde sind beschützend, siegend, helfend und heilend.

Im Volksglauben ist der Waldmeister ein altes Waldmütterlein, das verirrte Kinder im Wald beschützt. Daran erkennt man, dass diese Pflanze zu den Schutzkräutern gehört.

Für ein Räucherwerk wird die oberirdische Pflanze samt Blüten getrocknet. Bei der Trocknung müsst ihr darauf achten, dass euer Sammelgut nicht braun wird. Um das zu verhindern, lege ich den Waldmeister in einen flachen Weidenkorb und decke ihn mit einem Leinentuch ab.

Waldmeister mischt sich gut mit der Pfefferminze, Harzen und dem Johanniskraut. Früher wurde der Waldmeister nicht in Gärten kultiviert, man sammelte ihn im tiefen Wald. Ein stark unheilabwehrendes Räucherwerk besteht aus Waldmeister, Poleiminze und Johanniskraut. Um den Kopf frei und frischen Wind ins Haus zu bekommen, könnt ihr ein Räucherwerk bestehend aus Thymian, Waldmeister und Wacholder verräuchern.

STANDORT & SAMMELZEIT

Wie sein Name es schon sagt, ist sein Zuhause der Wald, aber auch in Gärten an schattigen Plätzen kann er ohne Probleme kultiviert werden. Im Wald mag er sehr gerne etwas lichtere Plätze. Seinen unverkennbaren Geruch verströmt er erst, wenn er trocknet. Seine Sammelzeit für ein Räucherwerk ist ab der Walpurgisnacht bis in den August hinein.

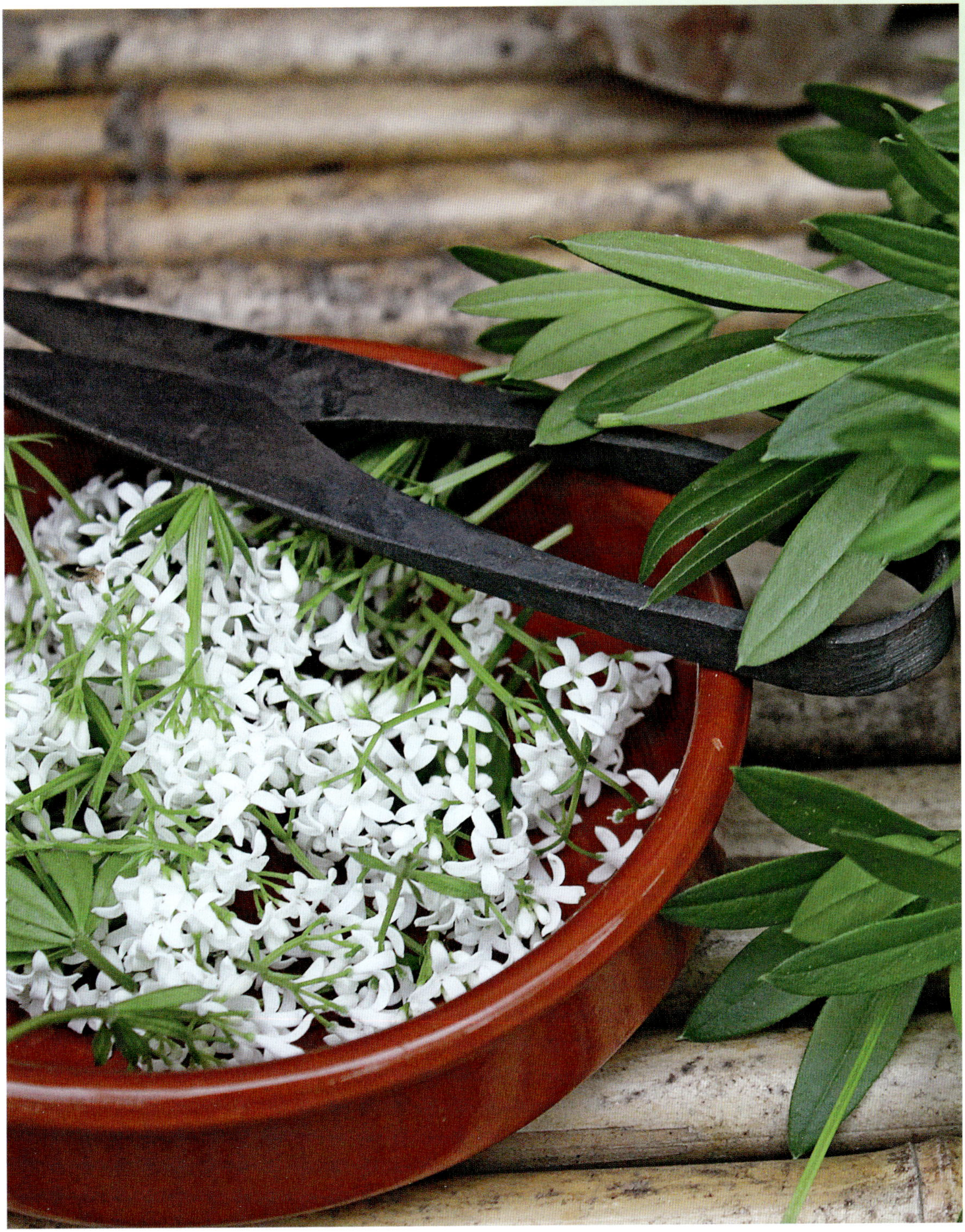

DIE WEINRAUTE – RUTA GRAVEOLENS

Gegen den Bösen Blick

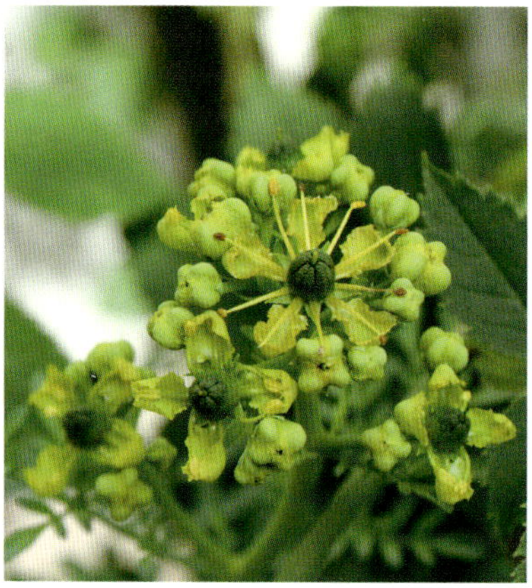

Mit der Weinraute gegen den Bösen Blick räuchern löst Verfluchungen auf und ist stark unheilabwehrend. Vielleicht redet jemand schlecht über uns oder es werden Dinge über uns erzählt, die so nicht stimmen. Es gibt auch Menschen, die uns vom Herzen her Schlechtes wünschen. Diese Menschen übergeben uns ihre negativen Energien, Verwünschungen, Verfluchungen und alles, was negativ an uns haften bleiben kann. Sie haben meist den Bösen Blick. Eine Weinrauten-Räucherung hilft uns rechtzeitig, sogenannte falsche Freunde aufzudecken.

Im christlichen Exorzismus spielte die Weinraute eine große Rolle und wurde dafür eigens in Klostergärten angebaut.

Die Menschen verräucherten damals die Weinraute in ihren Häusern, wenn sie meinten, dass es dort spukte oder der Teufel sein Unwesen trieb. Heute würde man dies als negative oder fremde Energie bezeichnen. Sie gehört zu den Schutzkräutern, die vor allerlei Schlechtem schützen. Aber auch, wenn einem der Verstand vernebelt wurde, befreit die Weinraute ihn und wir bekommen einen klaren Blick und finden wieder zu uns selbst.

Man trug diese Zauberpflanze auch als Amulett bei sich, um gegen Verschreiungen geschützt zu sein. Für ein unheilabwehrendes Räucherwerk wird die Weinraute zusammen mit Fichtenharz, Salbei, Rosmarin und/oder Rainfarn vermischt.

STANDORT & SAMMELZEIT

Gesammelt werden Weinrautenblätter, Blüten und die Samen. Getrocknet wird alles locker auf einem Holztablett geschichtet. Die Weinraute hat einen eigenwilligen Geruch, woran man sich gewöhnen muss. Man erntet sie von Frühling bis in den späten Sommer hinein im Garten. Es können kleine Seitentriebe abschnitten werden, die danach gebündelt und kopfüber aufgehängt werden.

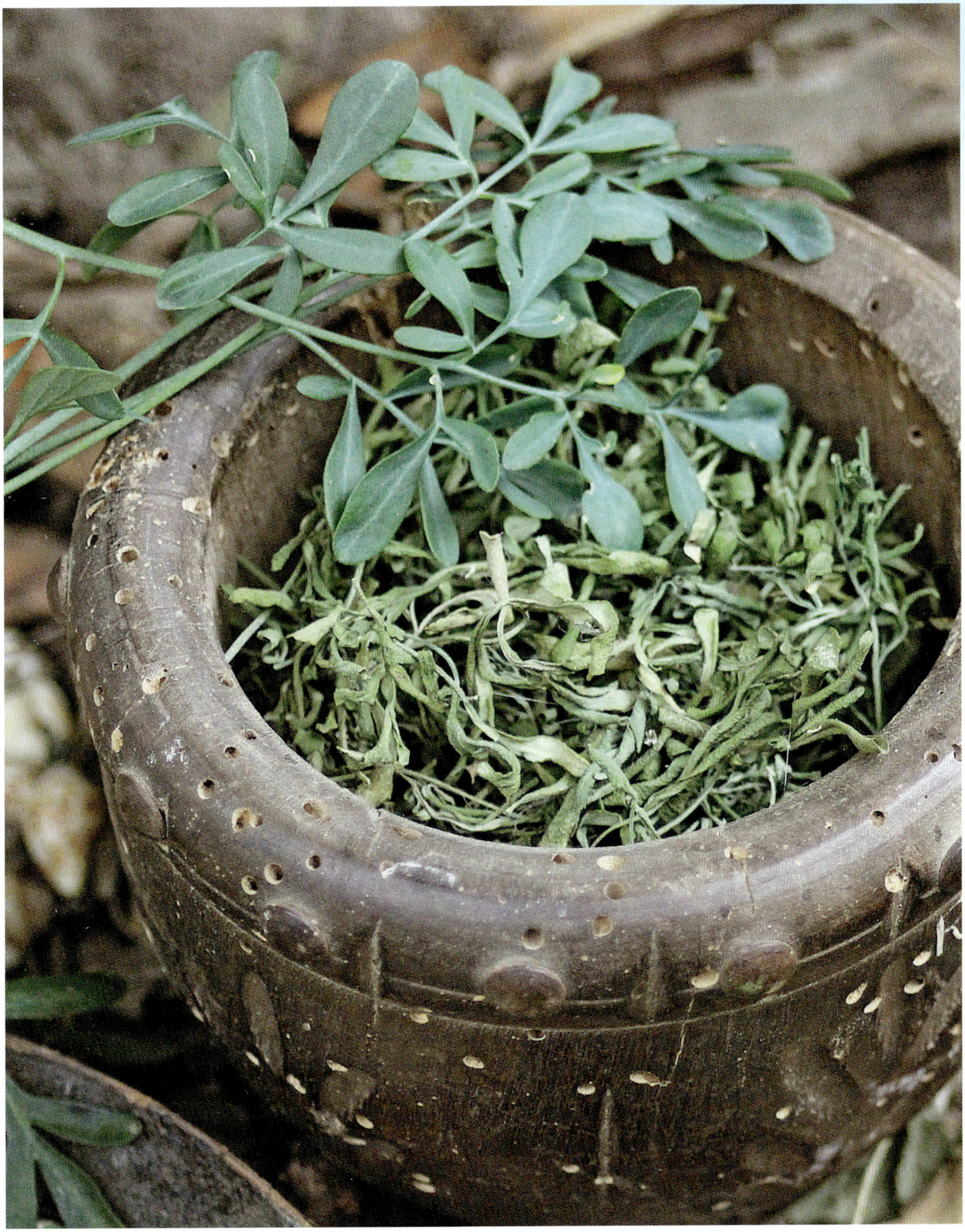

DER WERMUT – ARTEMISIA ABSINTHIUM

Abwehr gegen Krankheiten

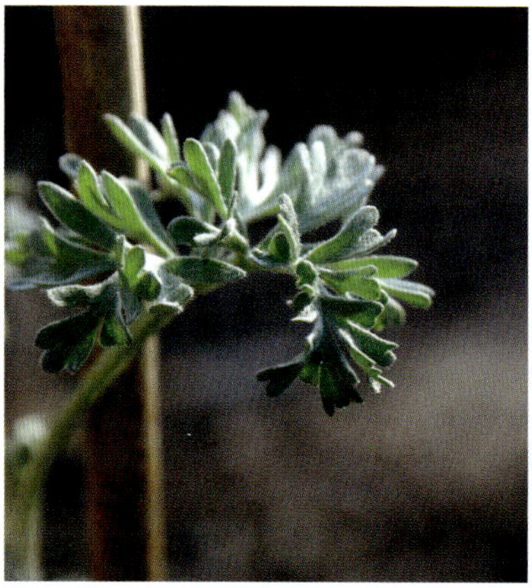

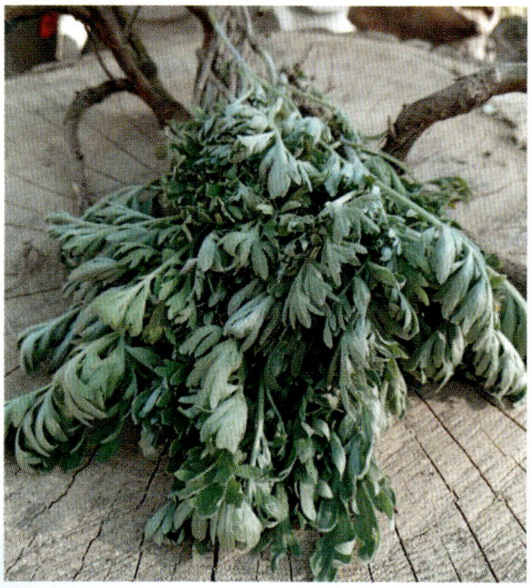

Wermut wurde in früheren Zeiten als Schutzräucherung genommen, zum Beispiel, um den Bösen Blick abzuwenden. Aber auch zu Weihnachten und Silvester verräucherte man Wermut in Haus und Hof, um vor Verhexung geschützt zu sein. Wenn im Mittelalter eine Krankheit im Viehstall ausbrach und sie Überhand nahm, wurden die Ställe mit einer Räuchermischung aus Wermut, Wacholder, Dost, Poleiminze, Fichtenharz und Weinraute ausgeräuchert. Wie man sieht, war und ist der Wermut eine Schutzpflanze. Ich denke, dies kommt durch den durchdringenden Geruch, den er verströmt.

Mit Wermut zu räuchern bringt unsere Lebensenergie wieder zum Laufen. Er trägt unsere Seele aus der Dunkelheit und dadurch kommen wir aus dem Labyrinth der Hoffnungslosigkeit und sehen wieder ein Licht am Ende des dunklen Tunnels.

Wir gelangen aus der Melancholie heraus und können wieder klare Gedanken fassen. Eine Wermut-Räucherung gibt uns Kraft und wir lassen uns nicht durch negative Gedanken beirren, sondern finden den richtigen Weg.

Bei den alten Slawen war der Wermut antidämonisch. Bei drohendem Hagel legten sie Wermut aufs Herdfeuer. Im Volksglauben räucherte man das Bett der Mutter mit ihrem Neugeborenen mit Wermut aus, um das Kind vor dem Bösen Blick zu schützen. Früher verräucherte man den getrockneten Wermut auch gegen Fliegen und Mücken, aber auch gegen schlechte Gerüche und Krankheiten. Daher war der Wermut schon zu Zeiten der Pest sehr beliebt als Räucherung, dann wurde er meist mit Wacholdernadeln oder auch mit Zweigen gemischt.

Diese Pflanze hat einen sehr starken Eigengeruch, den nicht jeder mag. Wermut mischt sich wunderbar mit Erdrauch, Wacholder und der Schafgarbe. Wenn ihr euch den Wermut in den Garten holen möchtet, so beachtet, dass er sich sehr stark verbreitet.

STANDORT & SAMMELZEIT

Wermut sollte im Spätsommer gesammelt werden. Dann hat er alle guten Eigenschaften in sich gespeichert, gerade wenn er in der vollen Sonne wachsen kann. Wermut ist bei uns nicht heimisch.

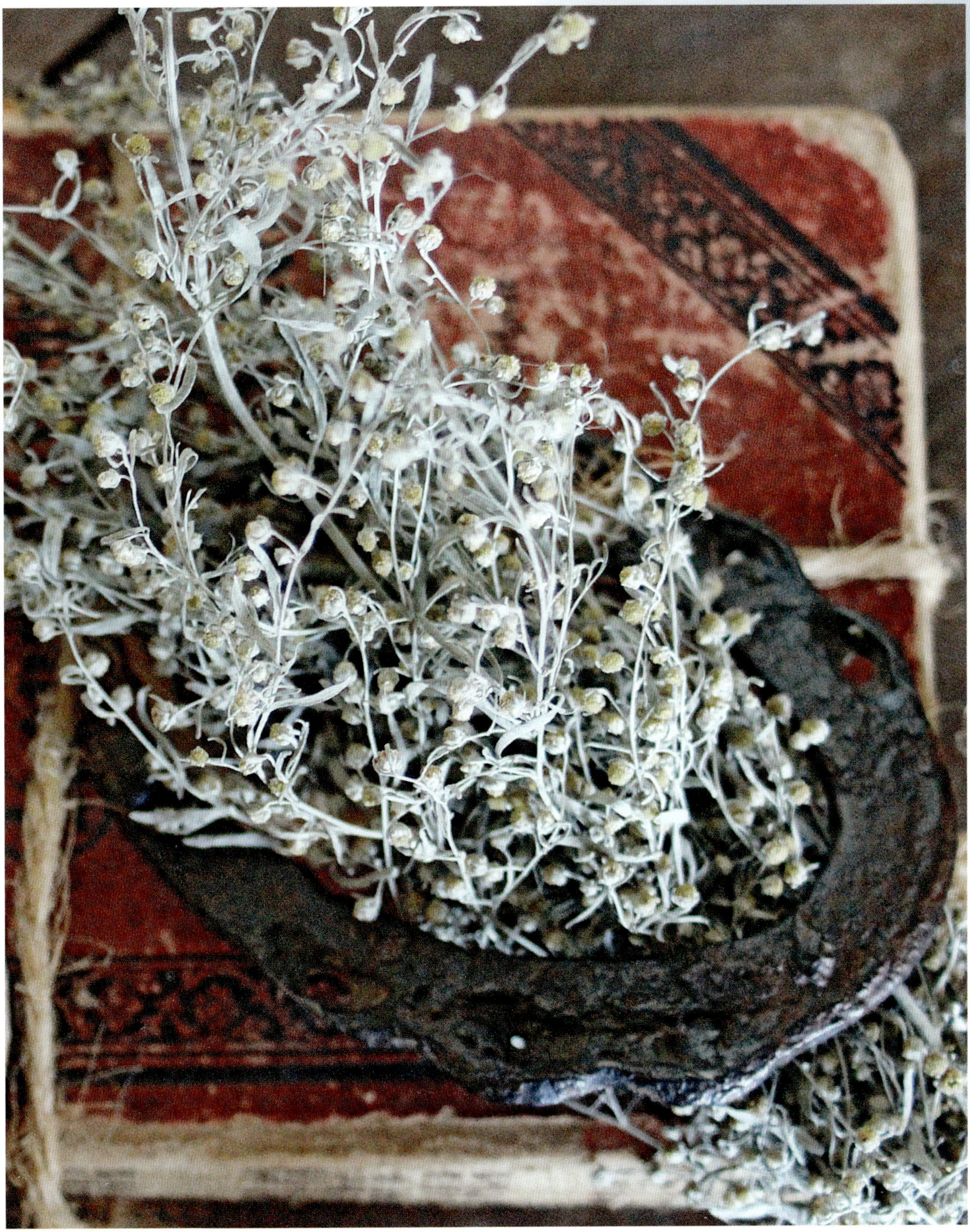

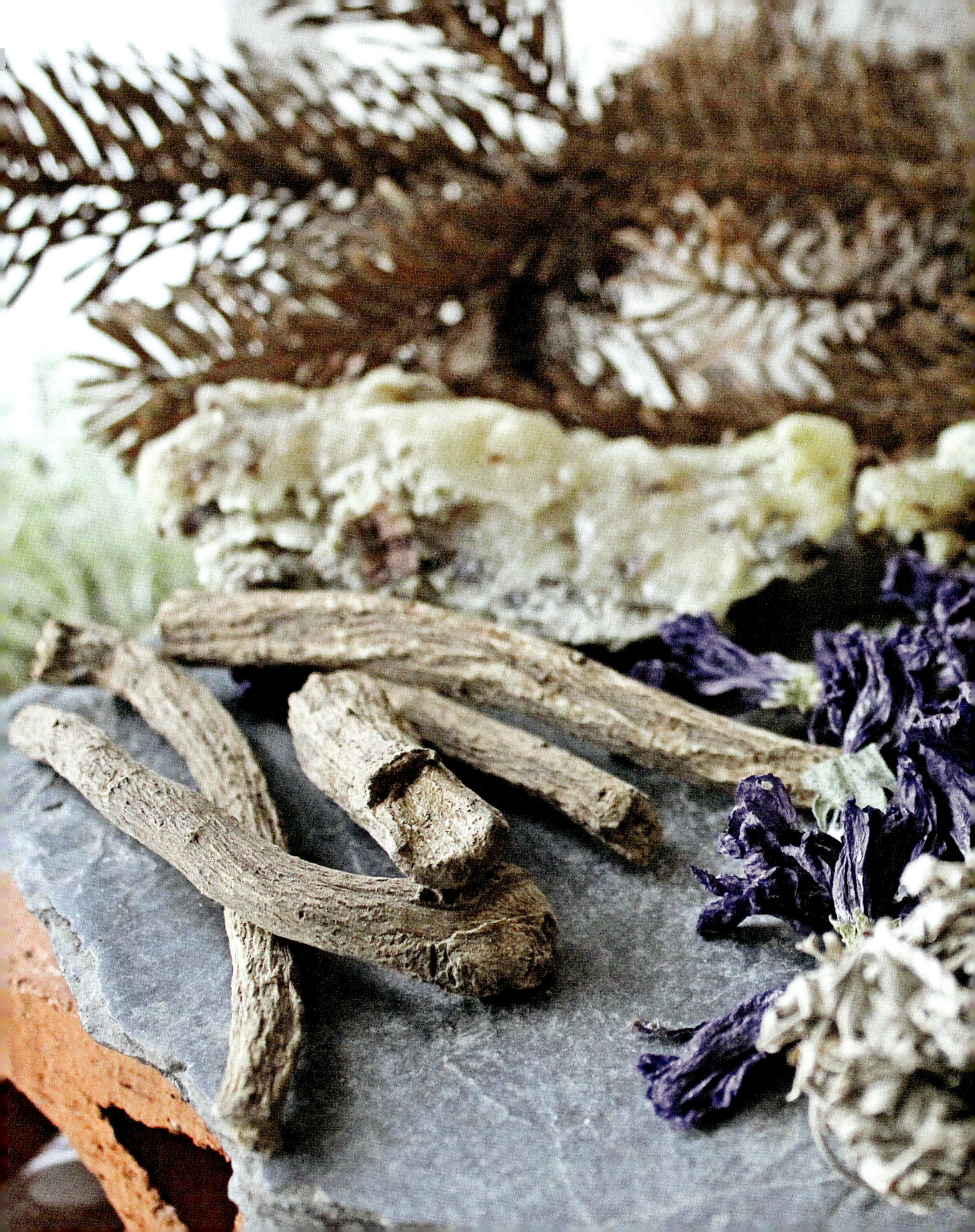

RÄUCHERN MIT HÖLZERN UND HARZEN

Ich selbst räuchere am liebsten mit Hölzern und Harzen. Nadelbaumholz durchtränkt mit Harz ist ein wunderbares Räuchererlebnis an den rauen und stillen Winterabenden. Einfach nur so, ein gutes Buch, kuschelig warm und ein warmes Getränk und das Räucherwerk riecht und knistert neben einem. Eine Wohltat für unsere Psyche in dieser digitalisierten Welt. Und nicht vergessen, das Handy auszuschalten!

Viele unserer Bäume spenden ihr Holz für ein Räucherwerk. Der Wacholder ist eine der ältesten Räucherpflanzen und hatte im Volksglauben einen großen Stellenwert. Nach altem Glauben musste ein Wacholder links von der Haustür wachsen, damit keine Menschen hereinkamen, die schlecht über uns denken.

Nadelbäume schenken uns ihr lieblich duftendes Harz, wie zum Beispiel das Fichten- oder Lärchenharz, das sogar keimtötend wirkt.

DER HOLZAPFEL – MALUS SYLVESTRIS

Speziell für Liebesräucherungen

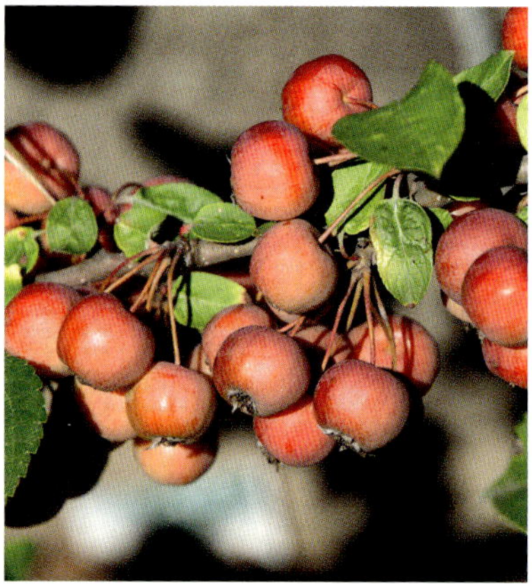

In Liebesräucherungen verwendete man schon immer Apfelbäume. Wenn es zum Beispiel in einer Beziehung nicht mehr so funktioniert, wie wir es uns eigentlich vorstellen, dann ist eine Räucherung mit Apfelkernen die passende Wahl. Sie fügt zwei liebende Seelen wieder zusammen, auch wenn sie sich voneinander entfernt haben, so dass sie sich wieder miteinander verstehen und auch achten. Auch wenn wir uns einen neuen Lebenspartner(in) wünschen, ist diese Räucherung sehr wirkungsvoll. Sie macht anziehend und selbstsicher, wenn es zu einer Begegnung kommt. Denn die Schönheit und die Liebe kommt von innen und genau das will uns der Pflanzengeist des Apfelbaums vermitteln: Dass wir von innen heraus strahlen und nicht auf das Äußere eines Menschen achten sollten. Die Apfel-Räucherung löst uns von einer materiellen Denkweise und lässt unser Herz strahlen.

Mit dem Apfelbaum zu räuchern, hält Hexen und Dämonen von fern. Apfelholz gehört auch in den Neunerlei- Glauben. Im früheren Volksglauben badete man Menschen in Neunerlei Obstholz, um angehexten Schadzauber abzuwaschen und diesen mit dem Badewasser wegzuschütten. In der Räucherkunde wird er als weissagend, heilend und liebend angesehen. Man dachte, dass man mit einer Apfel-Räucherung die Fruchtbarkeit oder die Unsterblichkeit erlangte. Für die Kelten gehörte der Holzapfelbaum, ein heimischer Apfelbaum, zu den sieben heiligen Bäumen. Holzapfelbäume nahm man auch als Orakelbäume, mit denen man seinen Todeszeitpunkt orakelte.

Apfelbaumrinde, Kerne und Holz mischen sich gut mit Fichtenharz und Rosen zu einem Räucherwerk. Ihr könnt auch kleine, getrocknete Apfelstückchen nehmen.

Für eine Räucherung sollte der Holzapfel genommen werden, weil er wild und ureigen ist. Heutzutage wachsen diese oftmals an Feldwegen. Diese Apfelbäume haben ganz kleine Früchte, die sehr hart sind und extrem sauer, wenn man hineinbeißt.

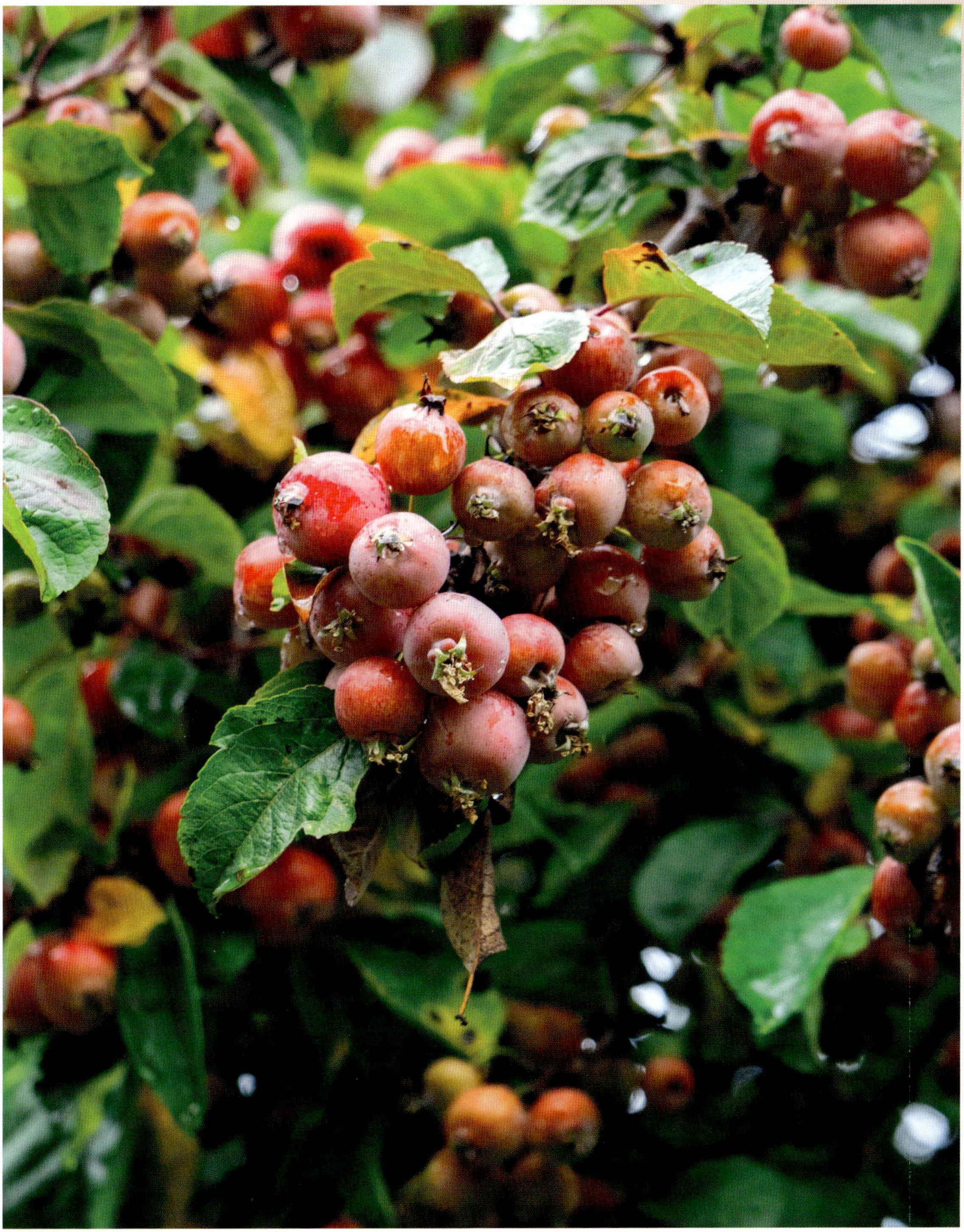

DIE BIRKE – BETULA PENDULA

Im Zeichen des Neubeginns

Mit der Birke räuchern weckt neue Energien in uns und bringt unseren Lebensfluss wieder zum Laufen. Wir sind frei für neue Aufgaben und führen diese auch präzise durch. Wir sind bereit für einen Neuanfang. Eine Birken-Räucherung vertreibt unsere „Winterdepressionen" und erstickt negative Gedanken im Keim. So fühlen wir uns leicht und beschwingt und können uns zu neuen Taten aufraffen. Diese Räucherung fördert unsere Kreativität. Die Birke hilft aber auch bei verhärteten Beziehungsproblemen, denn ihr Pflanzengeist lockert diese Verhärtung und wir können mit unserem Partner wieder in die Zukunft schauen.

Weil die Birke eine stark reinigende Kraft hat, werden bei Räucherungen, Austreibungen oder Verzauberungen die Personen vorher mit Birkenzweigen „abgeschlagen", damit das Böse an den Zweigen hängenbleibt und danach ins reinigende Feuer geworfen werden kann. Dieses Feuer sollte aus Birkenholz und Reisig bestehen. Danach geht man zu der Räucherzeremonie mit der Birke über. Auch in der Walpurgisnacht spielt die Birke in der Räucherkunde eine große Rolle.

Viele Pflanzen, darunter auch die Birke, haben sich für den Einsatz bei Schutz-Räucherungen bewährt. Auch sie gehört zu den Schutzkräutern. Sie hat eine beschützende und austreibende Energie. Der im Volksglauben berühmte unheilabwehrende Besen vor der Haustür muss mit Birkenreisig gebunden werden.

Die Birke lässt sich gut mit Weißdorn- und Malvenblüten zu einem Räucherwerk mischen. Nach Belieben kann noch etwas Lärchenharz hinzugefügt werden. Beim Räuchern können alle Teile der Birke verwendet werden, wie Birkenholz, Rinde, kleine Zweiglein und die Blätter.

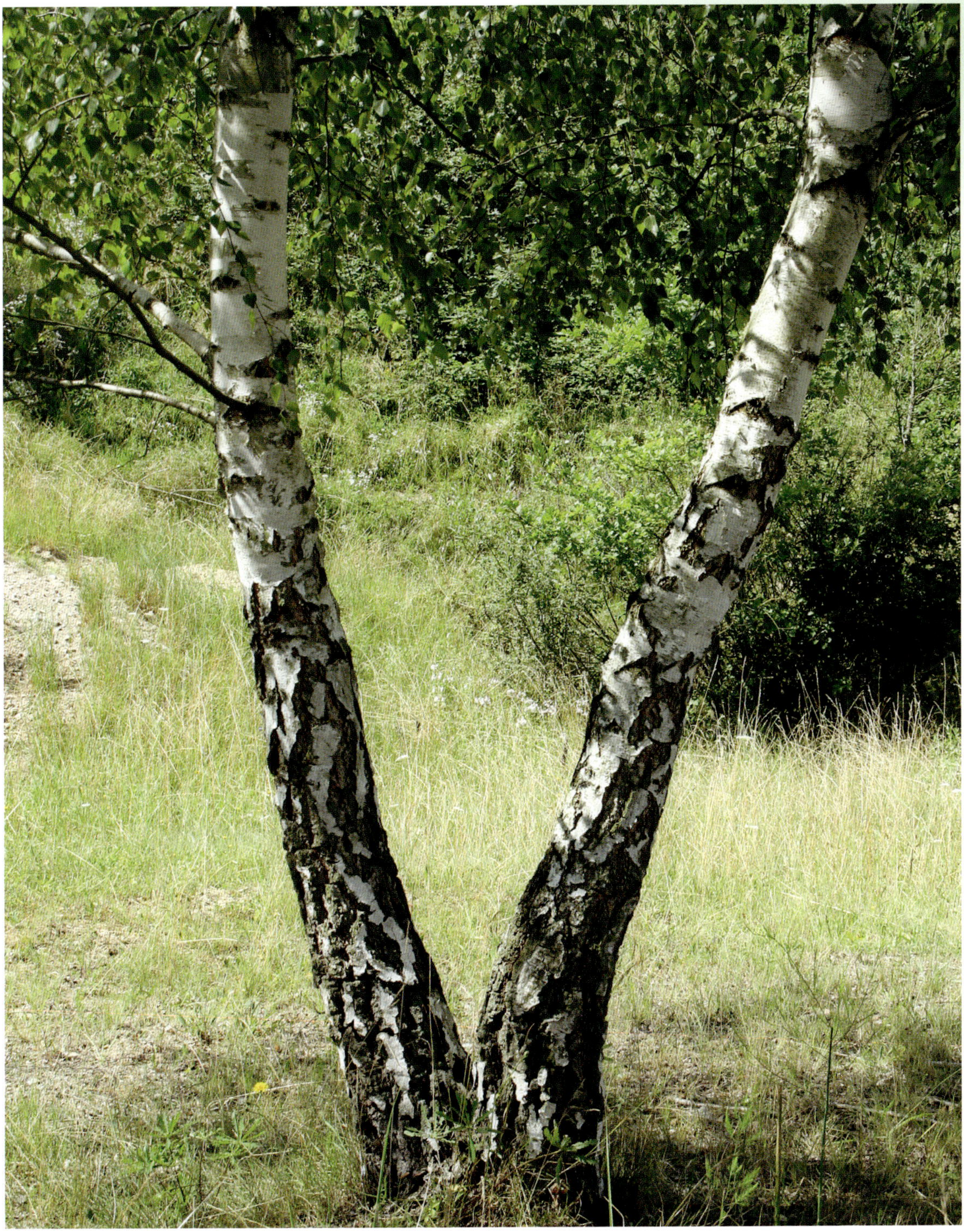

DIE HASEL – CORYLUS

Das Zuhause der Naturgeister

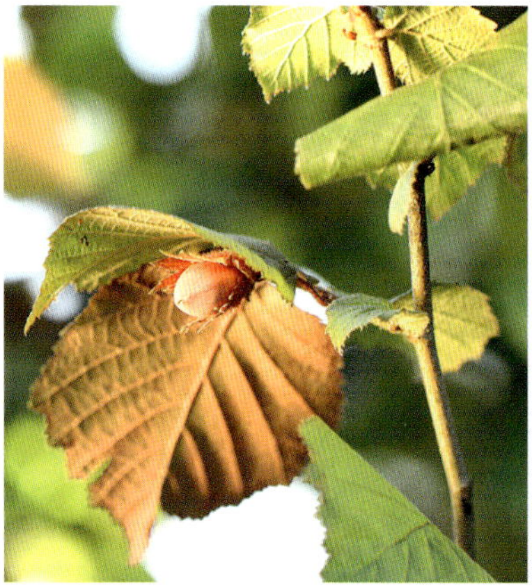

Schon die alten Germanen nahmen die Hasel für ihre Zeremonien und stimmten ihre Götter dadurch sanft und milde. Sie war ihnen sehr wichtig, wie auch der Holunder und die Eberesche. In ihnen wohnten die Hausgeister, die Hof und Haus beschützen. Die Hasel stand in vorchristlichen Zeiten in Beziehung zum Ahnenkult. Dieser Strauch, galt als Symbol des Frühlings und der Unsterblichkeit, weil er den Keim des Lebens einer neuen Pflanze in sich trug.

Eine Hasel-Räucherung gibt uns mentale Stärke, gerade bei zwischenmenschlichen Angelegenheiten. Der Pflanzengeist vermittelt uns Anpassungsfähigkeit. Er verleiht unserer Seele den Sinn ihres Daseins und gibt uns die damit verbundene Fröhlichkeit zurück. Diese Räucherung wirkt sehr stark auf unsere Sexualität, so dass eine eingeschlafene Liebe wieder zum Leben erweckt wird.

Eine Hasel-Räucherung hat einen leicht süßlichen Duft. Rosenblätter und Wacholderholz passen wunderbar zum Hasellaub. Natürlich muss es vor Gebrauch, in Schichten ausgelegt, getrocknet werden.

STANDORT & SAMMELZEIT

Hasellaub oder Holz sollte im Herbst gesammelt werden. Kurz bevor der Haselstrauch sein Blätterkleid verliert. Haselsträucher wachsen gerne an Feldrändern, in den sogenannten Knicks, wie man in Norddeutschland sagt.

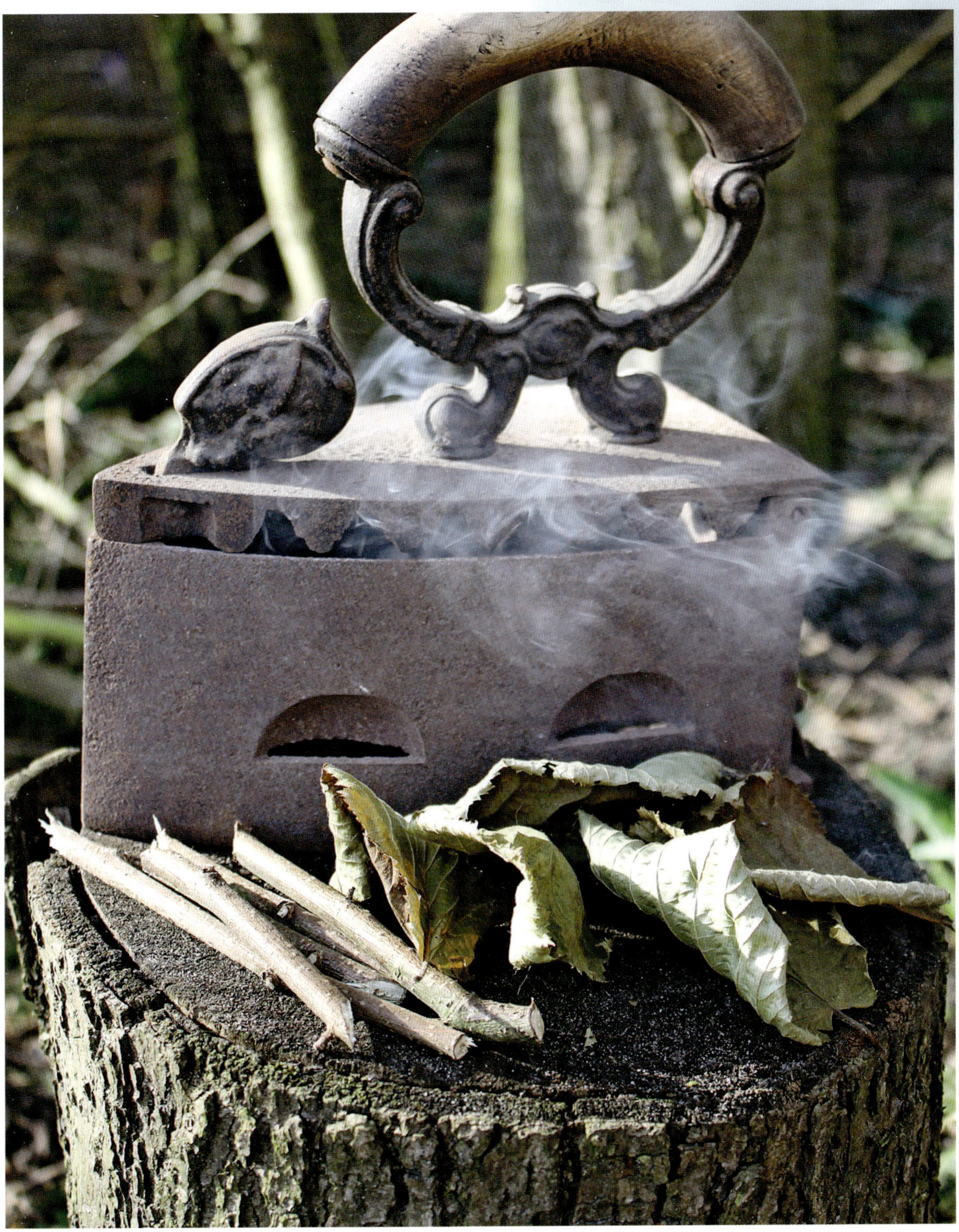

DAS FICHTENHARZ

Weihrauch der Bauern

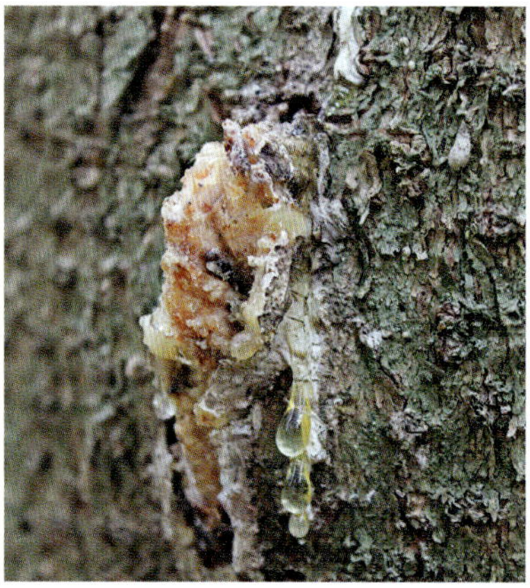

Weil Weihrauch in früheren Zeiten selten zu bekommen war oder man sich den echten Weihrauch nicht leisten konnte, nahm man als Ersatz Fichtenharz zum Räuchern. Daher stammen auch seine Namen Waldweihrauch oder Weihrauch der armen Leute. Zum Räuchern mit der Fichte können die Nadeln, das Holz oder/und das Harz genommen werden.

In früheren Zeiten räucherte man wegen ihres Duftes in Reinigungs- und Desinfektionsräucherungen mit Harzen als Heilmittel gegen die damaligen Seuchen, genauso auch um die Erkältungszeiten ab Herbst herum, um die Beschwerden zu lindern. Fichtenharz wirkt keimtötend und kann deshalb die Raumluft desinfizieren. Es wird auch gerne Fichtenharz verräuchert, um damit Häuser von schlechten Energien zu reinigen. Habt ihr die Gewissheit oder auch nur eine Vermutung, dass eine Person schlecht über euch redet, so könnt ihr Fichtenharz verräuchern. Dadurch wird diese schlechte Fremdenergie entkräftet, zum Stillstand gebracht und eventuell zum Verursacher zurückgesendet. Auch bei einem Umzug in ein neues Haus sollten die einzelnen Zimmer mit Fichtenharz ausgeräuchert werden, damit alles Alte sich auflöst und Platz für Neues entstehen kann.

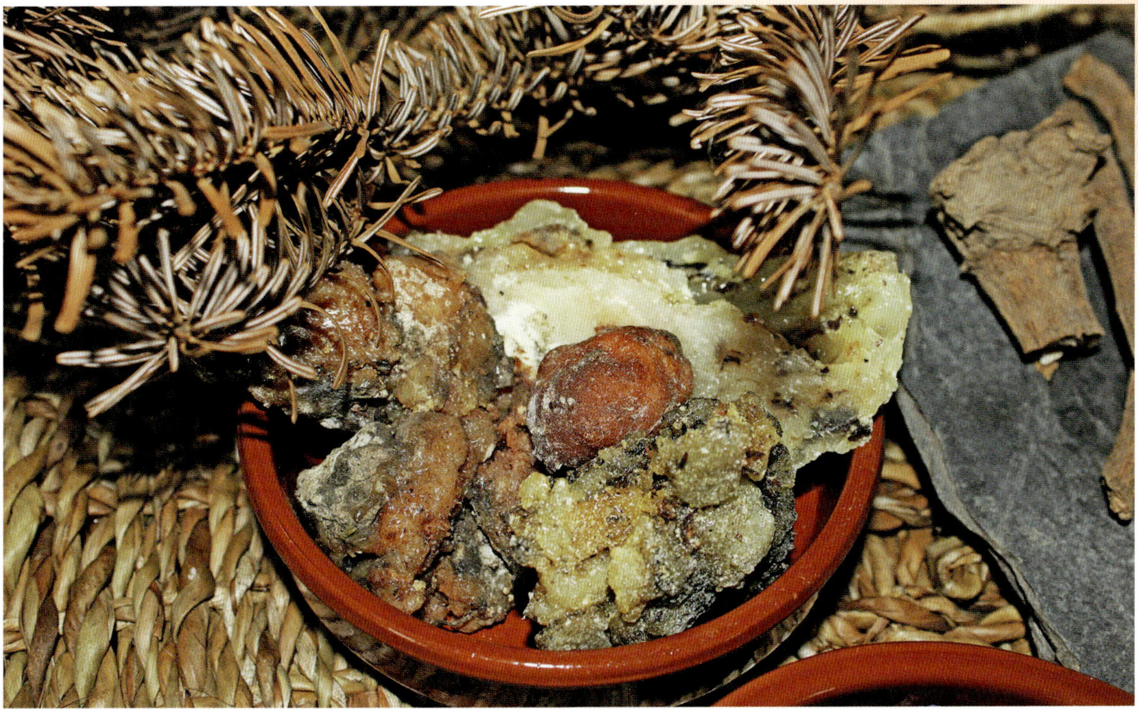

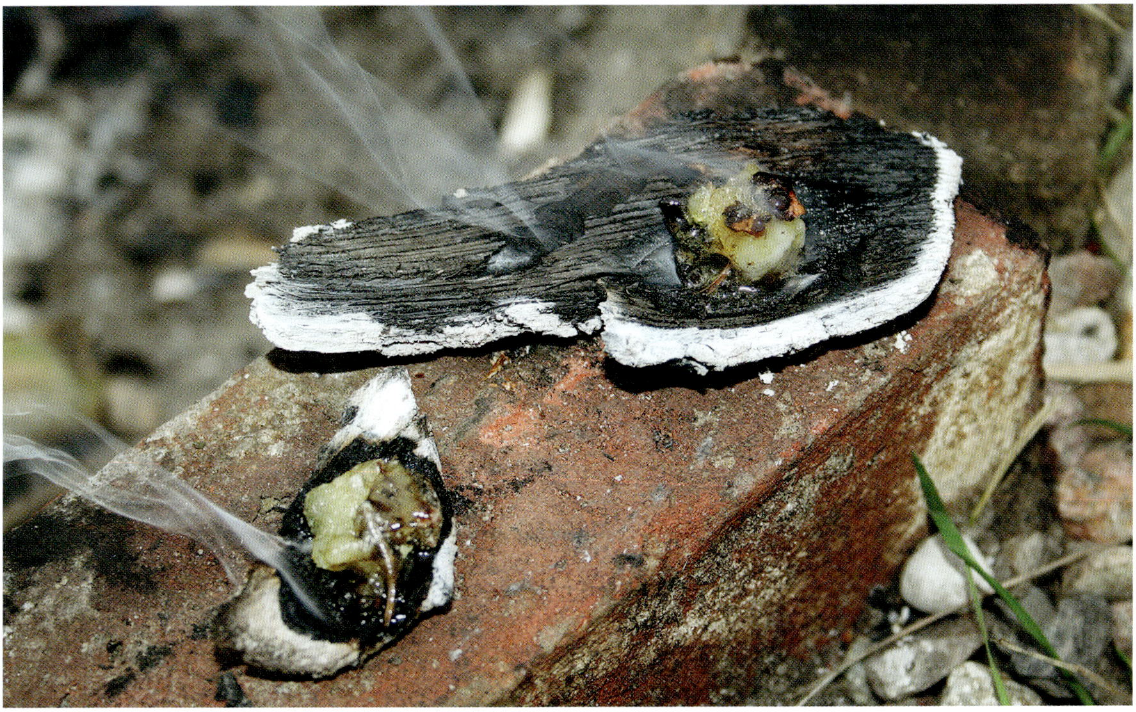

DIE LÄRCHE – LARIX DECIDUA

Gibt uns Selbstbewusstsein

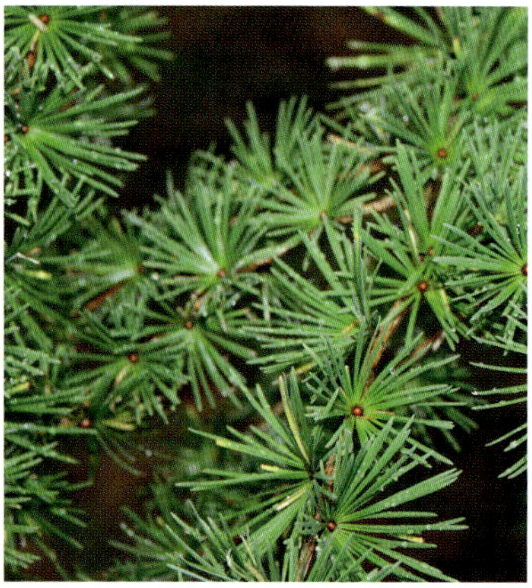

Mit der Lärche räuchern spendet uns Hilfe bei einem Neuanfang. Sie vermittelt uns das Selbstvertrauen, das uns manchmal fehlt, um unser Leben neu zu gestalten. Bei vielen Menschen nagt der Zweifel an ihrem Selbstbewusstsein, sie fürchten, dass sie vielleicht etwas nicht schaffen. Dadurch werden sie behindert, Neues zu gestalten oder anzugehen. Eine Räucherung mit der Lärche nimmt uns den Zweifel, so dass wir einen Schritt vorwärts gehen können. Wir bekommen den fehlenden Mut und auch das Durchsetzungsvermögen, das wichtig ist, um an unsere Ziele zu gelangen.

Auch wenn wir uns vielleicht von Menschen, die uns auf unserem Lebensweg begleiten, trennen möchten, ist eine Lärchen-Räucherung ein guter Begleiter. Sie schützt uns auf diesem Weg vor negativen Fremdeinflüssen, sie wirkt wie ein Schutzschild. Dieses Räucherwerk macht uns glücklich und zufrieden, so dass wir Geist, Körper und Seele in Einklang bringen können. Die Lärche hat einen stark schützenden Pflanzengeist, der uns vermittelt, wie wir uns vor allerlei Schadzauber schützen können. Er macht uns sensibel gegenüber solchen negativen Energien, so dass wir sie rechtzeitig bemerken.

Um mit der Lärche zu räuchern, können das Harz, Rinde, Zweiglein, Nadeln und auch die harzigen Zapfen genommen werden. Lärchenharz sollte zwei Jahre abgelagert werden, damit es seine guten Eigenschaften erhält. Auch ist sein Duft dann viel lieblicher und es qualmt bei einer Räucherung nicht so stark. Die Lärche lässt sich wundervoll mit der Brennessel, Rainfarn, Moos und Farn zu einem Räucherwerk mischen.

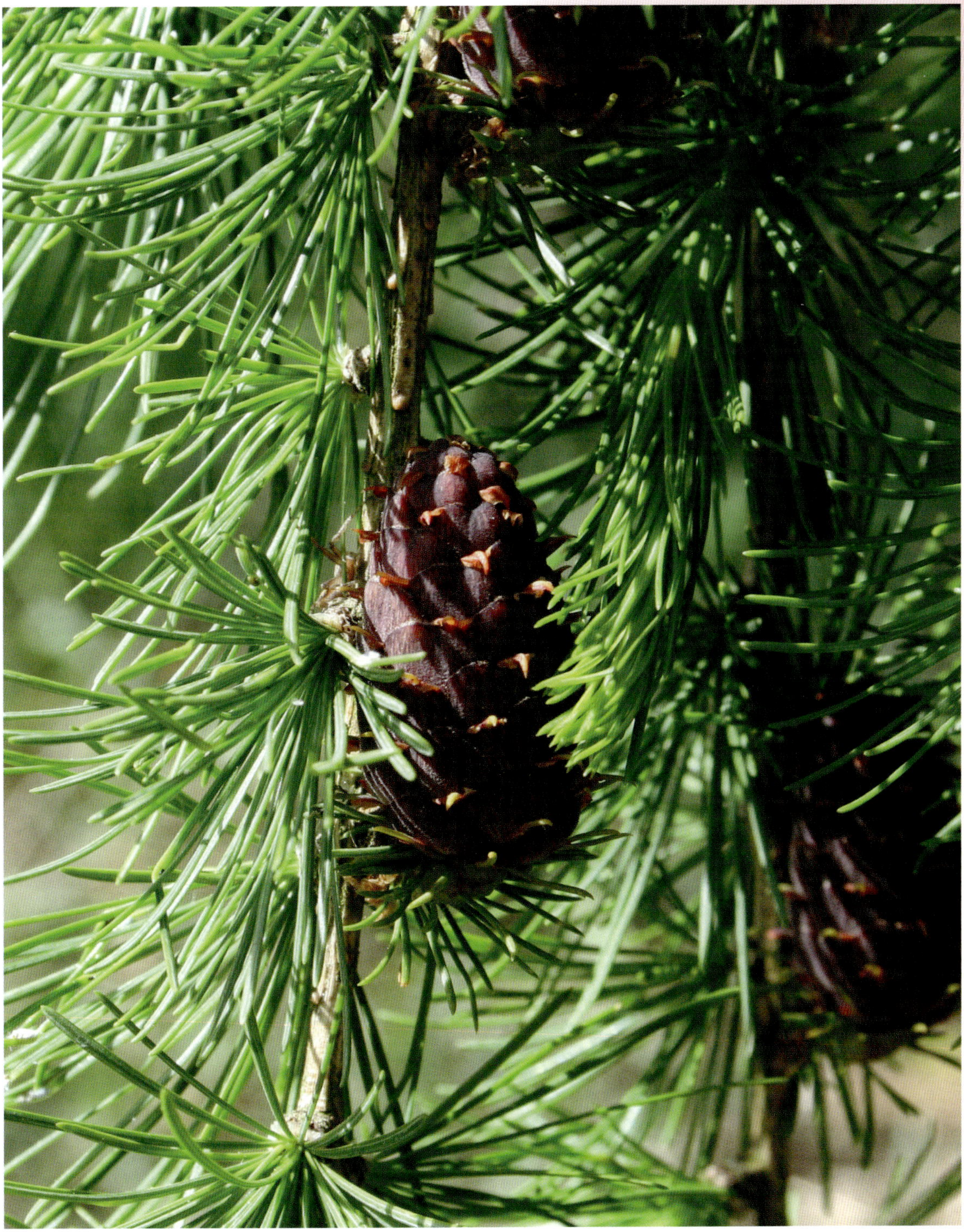

DIE ROSSKASTANIE – AESCULUS HIPPOCASTANUM

Gegen Narzissmus in unserem Umfeld

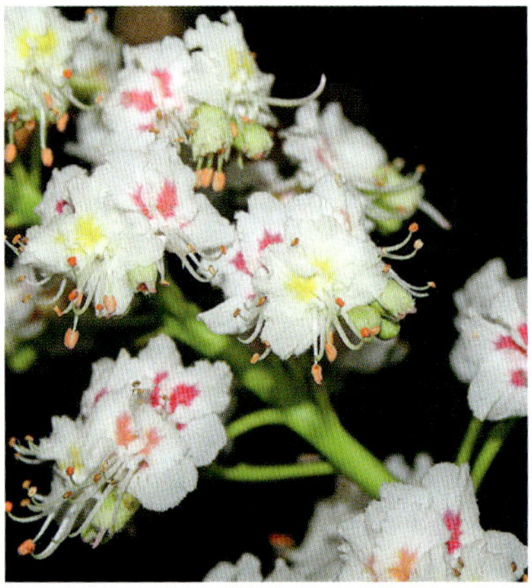

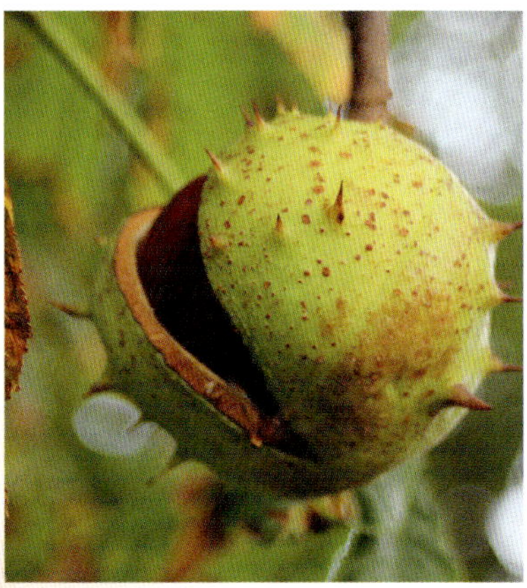

Räuchern mit der Rosskastanie, gibt Elan und Kraft, wenn wir an einem müden Punkt in unserem Leben angekommen sind. Sie macht unseren Kopf frei und gibt unserer Seele Aufschwung.

Das ist gerade richtig für den beginnenden Herbst. Wir erlangen durch dieses Räucherwerk inneren Reichtum und können fröhlich und gelassen durch unser Leben schreiten.

Die Rosskastanie kam erst Mitte des 16. Jahrhunderts zu uns und hat sich schnell als heilender, glücksbringender und beschützender Baum im Volksglauben etabliert. Daher sollten wir diese drei Eigenschaften von der Rosskastanie in der Räucherkunde nutzen, zum Beispiel um unseren Gedanken heilende Schwingungen zu verleihen. Denn manchmal kommen wir nicht aus unserem „Gedanken-Strudel" heraus. Daher kann uns das Räuchern mit Teilen der Rosskastanie behilflich sein, den Ausweg aus dieser Situation zu finden.

Mit ihr zu räuchern, beschützt uns, unsere Fröhlichkeit und unsere Selbstliebe zu erhalten. Durch eventuelle Manipulation von außen sind wir so geschützt, was gerade Energievampire und narzisstische Menschen betrifft. Wenn uns das bewusst ist, können wir uns vor einer Zusammenkunft mit solchen Menschen mit der Rosskastanie abräuchern.

Für eine Kastanien-Räucherung könnt ihr Holz, Rinde, Früchte, Blätter und Blüten verwenden. Die Rinde schabt ihr mit einem Messer von einem kleinen Ast herunter. Das gut durchgetrocknete Holz könnt ihr hobeln, um kleine Stücke zu bekommen. Die Blüten sollten auf einem Stück Leinen getrocknet werden, weil sie sonst bei der Trocknung am Untergrund festkleben können. Darum müssen sie beim Trocknen auch oft gewendet werden, oder man hängt sie kopfüber auf. Die Rosskastanie vermischt sich wunderbar mit Buche, Birke und Eiche zu einem Räucherwerk.

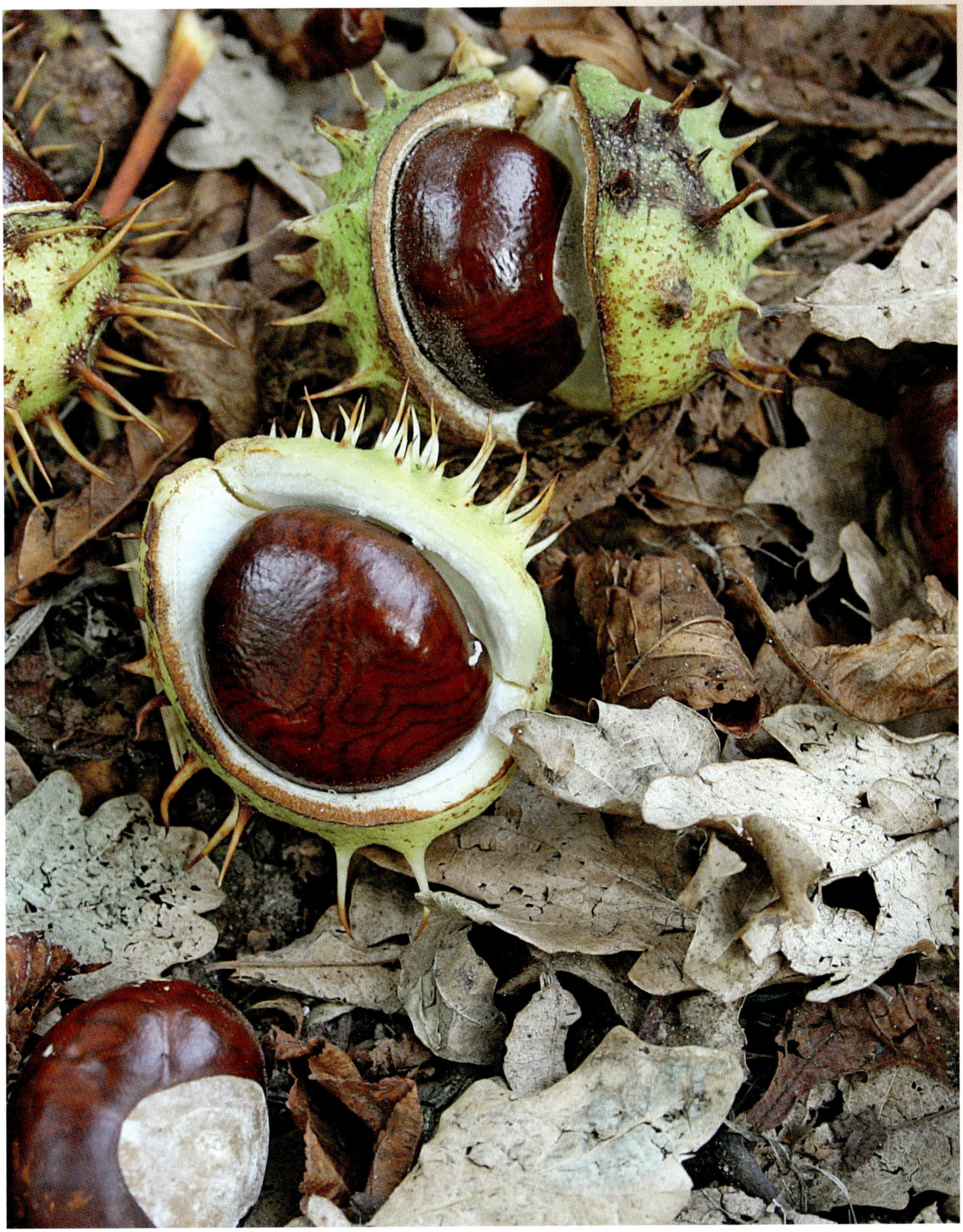

DER WACHOLDER – JUNIPERUS COMMUNIS

Magie pur erleben

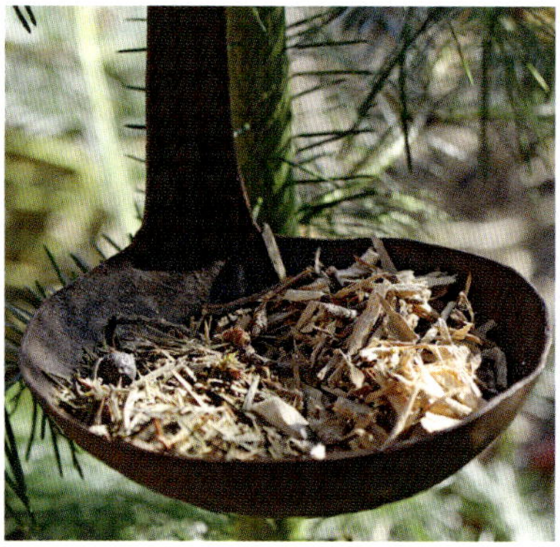

Bevor ihr euch auf die Suche nach einem Wacholder macht, möchte ich dazu sagen, dass der Wacholder unter Naturschutz steht. Ein Wacholder-Räucherwerk gehört zu den sehr großen Schutzräucherungen. Man vermutet, dass die Menschen in der Steinzeit schon mit Wacholder als Räucherung in Berührung kamen. Im Mittelalter bis weit in die Neuzeit nahm man den Wacholder als Räucherung gegen Pestepidemien. Wacholderbeeren wurden auf glühenden Kohlen in Räucherpfannen durch die Krankenzimmer getragen. Seinen Zauber hat er bis heute behalten. Wacholderbeeren wurden verräuchert, um Böses abzuwehren, denn der Wacholder wird schon immer als schützend und behütend vor negativen Energien angesehen. Der Pflanzengeist hilft auch herumirrenden Seelen, ihren Weg nach Hause zu finden. Er hält den Neid der Menschen fern und vertreibt Hexen und Dämonen und die daraus angezauberten Krankheiten und Verfluchungen. Daher gehört er auch zu den sehr alten Räucherpflanzen.

Dieses Räucherwerk stärkt unser inneres Schutzschild, was durch viele Ereignisse manchmal verloren geht. Der Wacholdergeist hilft uns, es wieder aufzubauen.

Der Pflanzengeist gibt uns Mut, um neue Dinge anzugehen. Er gibt Stärke und Zuversicht, hilft Emotionen loszulassen, die abhängig machen. Eine Räucherung mit Wacholderholz reinigt die Gefühlswelt, wenn man von anderen Menschen schlechte Schwingungen abbekommen hat. Der Wacholder stärkt unsere Aufmerksamkeit, macht unseren Geist wach und soll uns sogar die Gabe der Prophezeiung verleihen.

Wacholder-Räucherungen eignen sich besonders gut, um Menschen und Räume mit neuer Lebensenergie aufzuladen.

Verwendet werden die Beeren, die Nadeln und Zweigspitzen. Der Wacholder verbreitet einen wohlduftenden Rauch.

Er lässt sich gut mit Kiefernnadeln, Moos und Eichenblätter zu einem Räucherwerk mischen.

RÄUCHERN

Für eine Räucherung nehmt ihr 1 Esslöffel zerdrückte Wacholderbeeren und legt sie auf die glühende Räucherkohle. Das Rauchgefäß tragt ihr nun von Zimmer zu Zimmer, dabei nicht die Ecken vergessen, und räuchert die Zimmer aus. Es reinigt die Luft und ist gut gegen Erkältungskrankheiten.

Den Rauch lasst ihr im Raum ein wenig seine Wirkung entfalten und dann könnt ihr ihn stoßweise aus dem Fenster entlassen. Diese Räucherung kann bis zu dreimal wöchentlich vollzogen werden, um negative Energien aus dem Haus zu bekommen.

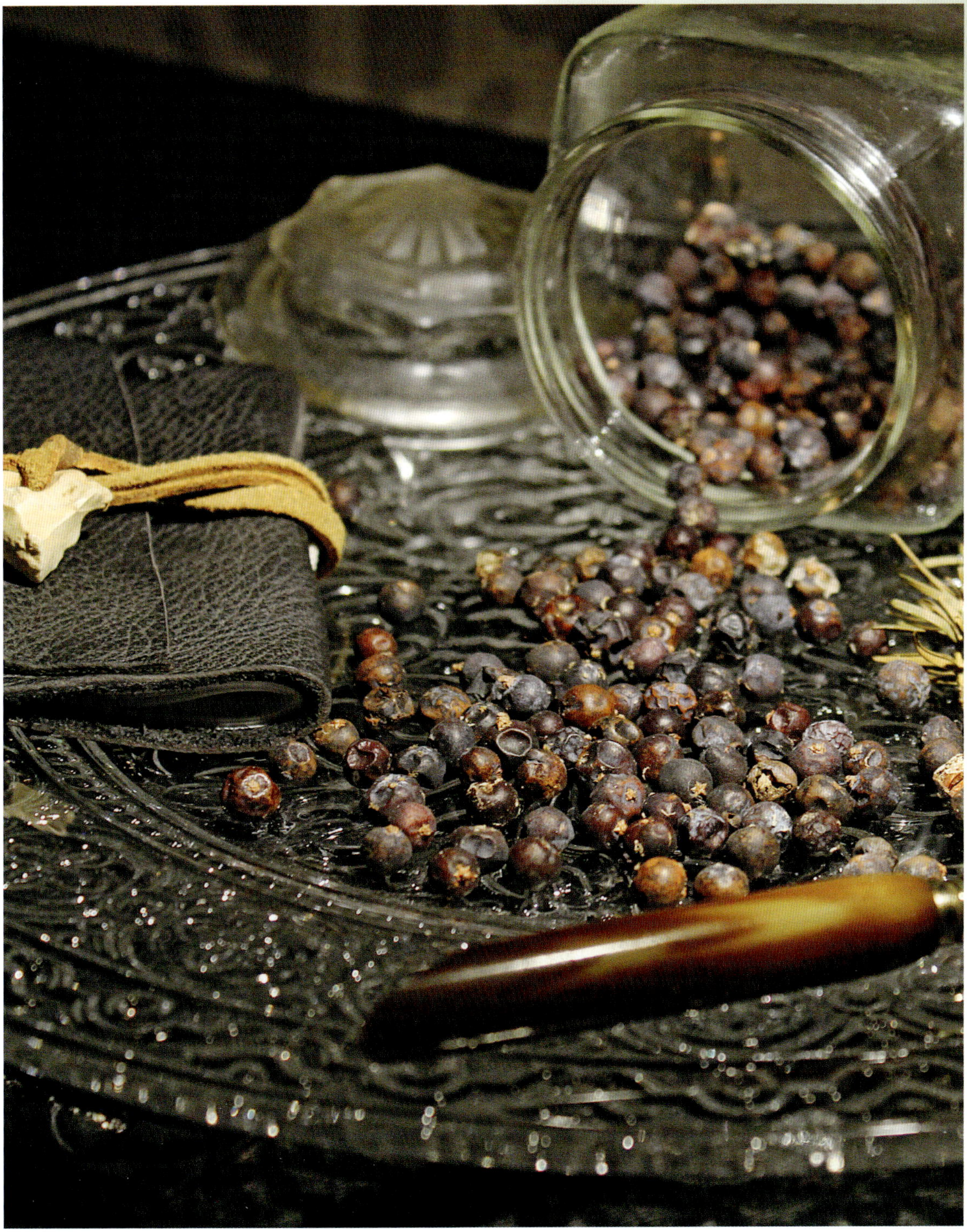

DIE WEIDE – SALIX ALBA

Wegweisend und mutmachend

Räuchern mit Weidenholz hilft uns, den richtigen Weg in verschiedenen Lebensphasen und bei wichtigen Entscheidungen den richtigen Punkt zu finden. Der Pflanzengeist vermittelt uns ein geradliniges Geschick, damit wir uns für das Richtige entscheiden. Aber auch, wenn unsere Seele an einem sehr dunklen Punkt angekommen ist, muntert uns eine Weidenholz-Räucherung wieder auf. Sie nimmt uns das Dunkle von der Seele und lässt ein Licht am Ende des Tunnels für uns leuchten. Wir müssen dann nur den Weg in Richtung des Lichts nehmen, um zu den richtigen Entscheidungen zu gelangen.

Der Pflanzengeist gibt uns Schutz auf diesem Pfad und wir lassen uns von niemandem etwas einreden. Manche Menschen gönnen uns den Weg zum Glücklichsein nicht und auch das können wir durch die positiven Energien dieser Räucherung aus dem Weg räumen. Gleichzeitig fördert das Räuchern mit der Weide die Erdverbundenheit und auch unsere Ängste werden schwinden.

Wir müssen uns nicht mehr zwischen Ja und Nein entscheiden, sondern werden von vornherein wissen, was wir wollen.

Räuchern mit Weidenholz stärkt unser Selbstbewusstsein. Früher räucherte man mit Weidenästen gegen Blitzeinschlag und heftige Unwetter, dafür nahm man das Herdfeuer.

Getrocknetes Weidenholz mischt sich wunderbar mit Efeu, Buchsbaum, Eichenholz und Fichtenharz zu einem richtungsweisenden Räucherwerk. Es können auch Weidenrinde und Blätter genommen werden, wobei das Holz die besten Eigenschaften beim Räuchern hat. Bitte nehmt nur Hölzer und Rinde, wenn ihr davon etwas auf dem Erdboden findet.

Von jüngeren Ästen könnt ihr die Rinde mit einem Messer abschaben, so lässt sie sich besser trocknen. Die geschälten Äste zerkleinert ihr und lasst sie ebenfalls trocknen.

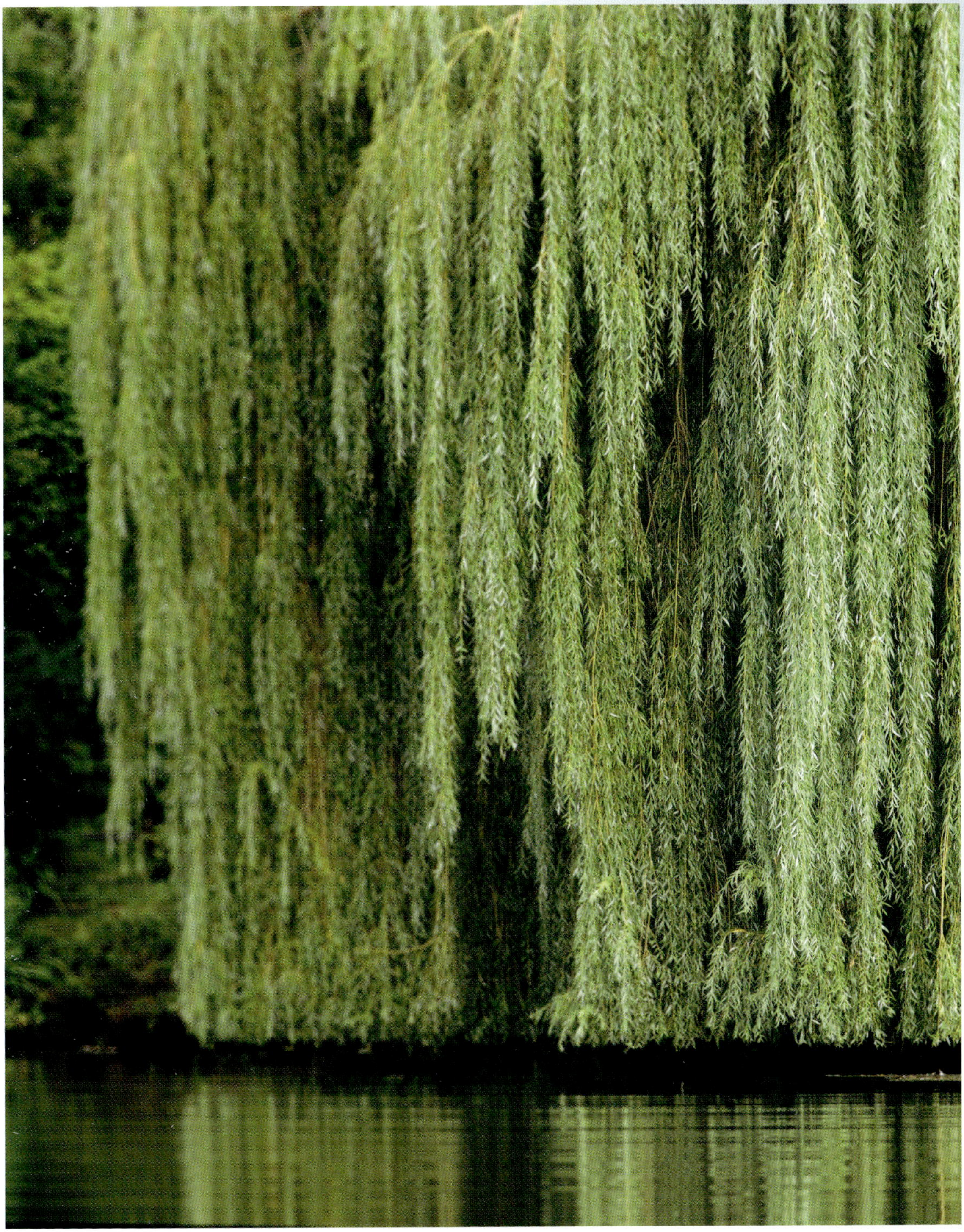

DER WEISSDORN – CRATAEGUS SPEC.

Stärkt unser Wir-Gefühl

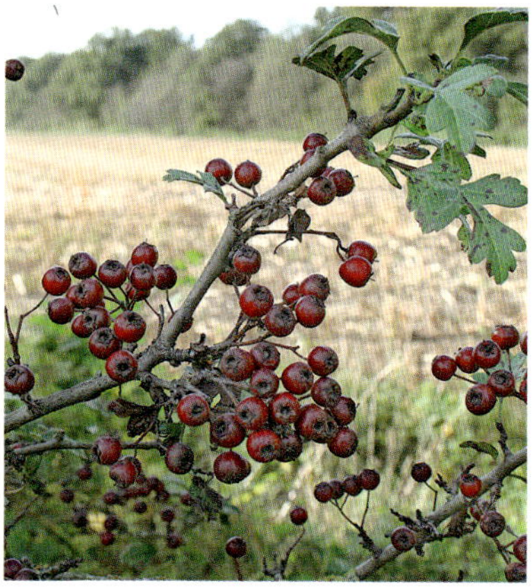

Weißdorn räuchern gehört zur alten Räucherkunde. Der Weißdorn besaß im Glauben der Menschheit schon immer den mächtigen Pflanzengeist der Heil- und Zauberbäume. Daher symbolisiert er auch das Fernhalten von negativen Energien in unserem Umfeld. Sein Holz spielte in der Zaubermagie seit jeher eine Rolle, zum Beispiel bei besprochenem Wasser. Ein Stöpsel aus Weißdornholz diente dieser Wasserflasche zum Verschließen. Ein alter Glaube besagt auch, dass man einen Weißdorn im Garten pflegen und hegen solle, weil er den Eintritt böser Geister verhindere. Auch schütze dieses Gehölz vor Unwetter und Blitzeinschlag. Weißdorne wurden früher mit Stoffstreifen, Wollfäden, Menschenhaaren und sogar kleinen Geschenken geschmückt, weil man damit die im Weißdorn wohnenden Naturgeister ermuntern wollte, dass sie für die Bewohner des Hauses Gutes tun.

Mit Weißdorn zu räuchern gibt uns das WIR-Gefühl wieder. Bei manchen Menschen ist es wahrlich verloren gegangen. Für Menschen mit einer narzisstischen Ader ist dieses Räucherwerk der begleitende Weg, um eventuell aus ihren Verhalten herauszukommen, solange ihnen ihr Charakterzug bekannt ist und sie selbst stört. Der Pflanzengeist des Weißdorns zeigt diesen Menschen, dass das WIR-Gefühl etwas Wundervolles ist. Denn Geben ist schöner als Nehmen.

Wenn ihr mit Weißdorn räuchern wollt, könnt ihr die getrockneten Blüten, Blätter, Früchte und/oder Hölzer nehmen. Die jeweiligen Räucherzutaten müssen vorher zerkleinert werden. Das getrocknete Weißdornholz kann abgeschabt oder gehobelt werden. Der Weißdorn mischt sich angenehm mit getrockneten Holunderblüten, Brombeerblätter, Schlehenholz, Hagebutten und Haselnussblätter zu einem kräftigen Räucherwerk.

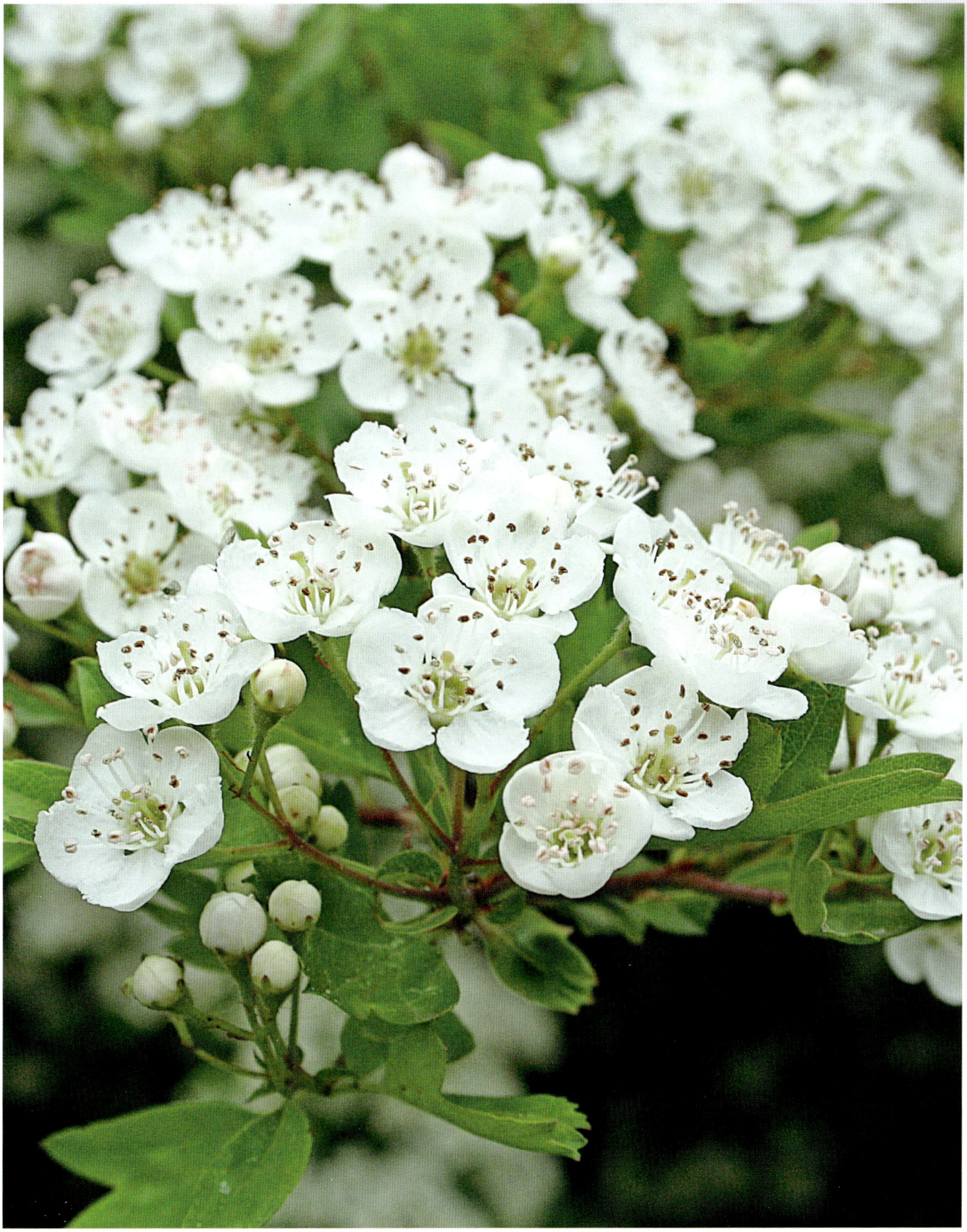

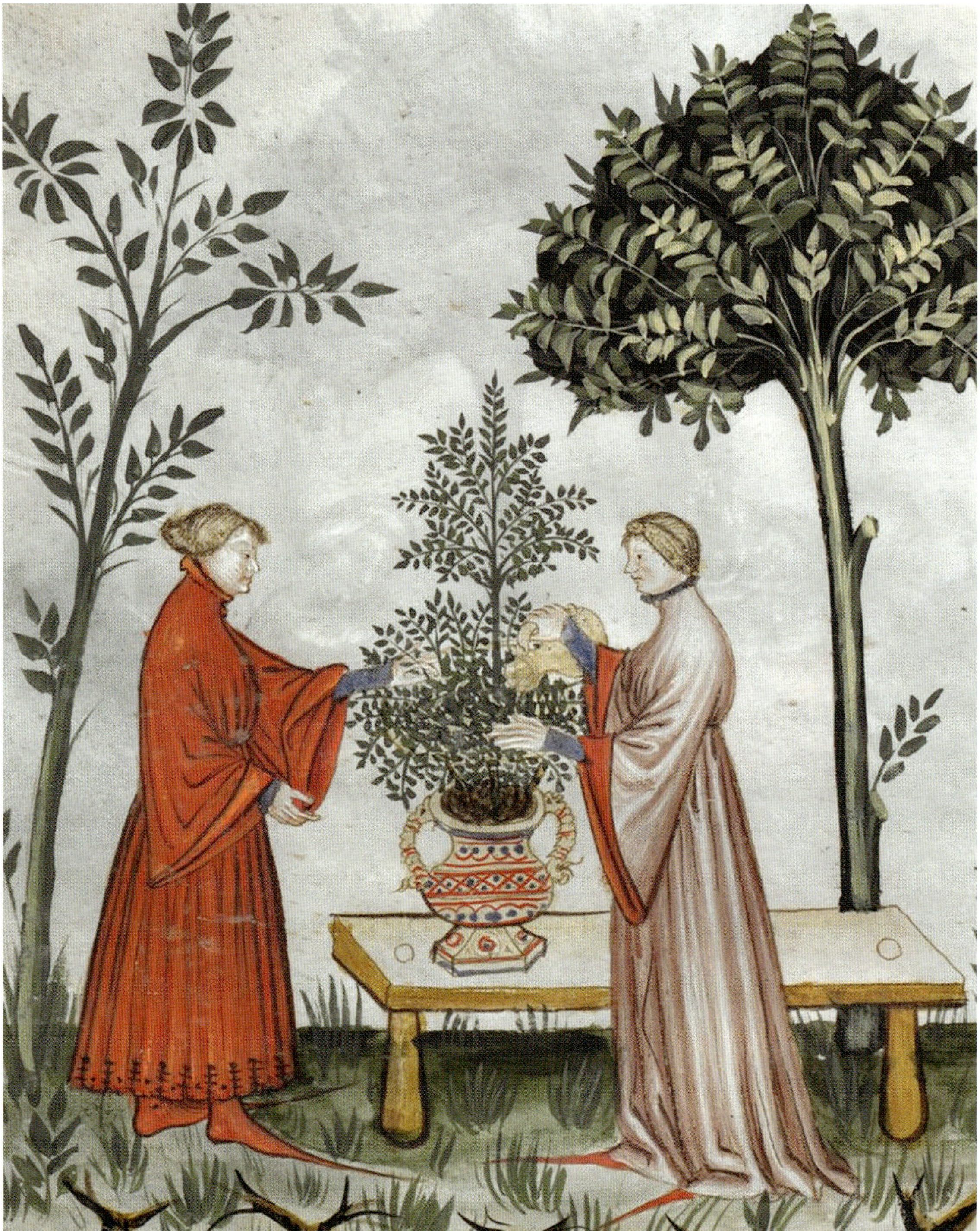

REGISTER